Rezzan ALIYAZICIOGLU

Cosméticos e vida saudável

Rezzan ALIYAZICIOGLU

Cosméticos e vida saudável

Cosméticos e saúde

ScienciaScripts

Imprint

Cover image: www.ingimage.com

This book is a translation from the original published under ISBN 978-620-8-11746-7.

Publisher:
Sciencia Scripts
is a trademark of
Dodo Books Indian Ocean Ltd. and OmniScriptum S.R.L publishing group

120 High Road, East Finchley, London, N2 9ED, United Kingdom
Str. Armeneasca 28/1, office 1, Chisinau MD-2012, Republic of Moldova, Europe
Printed at: see last page
ISBN: 978-620-8-18756-9

COSMÉTICOS E SAUDÁVEL VIDA

Dra. Rezzan ALIYAZICIOGLU, Doutorado.

Aliyazicioglu é uma acadêmica turca em Farmácia da Faculdade da Universidade Técnica de Karadeniz desde 1996. Agora ela está trabalhando como professora doutora em Bioquímica do Departamento. Sua paixão mais recente tem sido na área de pesquisa de produtos naturais, especialmente plantas medicinais, nutrição, atividade biológica, equilíbrio oxidante-antioxidante. Ela é casada.

PREFÁCIO

Produtos dermocosméticos são considerados produtos de cuidado que contêm ingredientes ativos obtidos de fontes naturais e são aplicados na pele, e estão entre medicamentos e produtos cosméticos. A indústria cosmética no mundo está crescendo rapidamente com seus benefícios vistos para fins de saúde, estética e beleza. Com o avanço da tecnologia e da medicina, a estrutura da pele e a fisiologia humana são melhor explicadas e os produtos cosméticos são atualizados de acordo. Este livro tem como objetivo avaliar o conteúdo e os efeitos de uma ampla variedade de corantes, cremes, perfumes, loções e soros; derivados de retinol, proteínas e peptídeos, hidratantes, produtos de origem vegetal, animal e biológicos que as pessoas usam para muitos propósitos diferentes, como ficar bonita, parecer mais jovem, cheirar bem, mudar a aparência do cabelo, proteger a pele do sol, vento e frio; e discutir diferentes sugestões de soluções e fornecer abordagens atuais. Espero que este livro seja útil para aqueles que o lerem.

Palavras-chave : Dermocosmético, saudável vida, cosmético, pele

CONTEÚDO

CAPÍTULO 1

DERMOCOSMÉTICO

1.1. O que é dermocosméticos?

No mundo dos cuidados com a pele, há um termo que ganhou interesse e popularidade significativos entre os profissionais de procedimentos de beleza e dermatologistas: Dermocosméticos. É a dermocosmética que combina os campos da dermatologia e da cosmética. Ela oferece soluções inovadoras que apoiam tanto a saúde da pele quanto o apelo estético. Ela representa uma combinação de ciência e beleza. Os fabricantes de dermocosméticos colaboram com cientistas, dermatologistas e profissionais de cuidados com a pele. especialistas para identificar e selecionar ingredientes com eficácia comprovada para tratar problemas de pele. Ensaios clínicos são conduzidos para confirmar a segurança e eficácia desses ingredientes. Dermocosméticos são produtos projetados por farmacêuticos e dermatologistas e atendem às necessidades no campo cosmético e dermatológico. É geralmente usado por pessoas com o conselho de dermatologistas, farmacêuticos e outros profissionais de saúde. É geralmente usado por pessoas com o conselho de dermatologistas, farmacêuticos e outros profissionais de saúde. Esses produtos são produzidos de acordo com os padrões de fabricação, assim como os medicamentos. Os produtos dermatológicos são testados quanto à eficácia e segurança para evitar efeitos colaterais dos usuários.

1.2. História de Cosméticos

Como a história dos cosméticos é tão antiga quanto a história humana, as pessoas frequentemente precisam de produtos cosméticos para embelezar sua aparência. O desejo de ser bonita, limpa, saudável e perfumada é uma das principais razões para a necessidade de cosméticos. Vemos que o uso de cosméticos remonta a civilizações antigas em Egito. Nos tempos antigos, tanto homens quanto mulheres usavam uma substância chamada kohl como delineador. Eles também adornavam seus corpos e rostos com corantes naturais, como hena e açafrão. O desenvolvimento histórico dos cosméticos continuou mais tarde, durante a Grécia Antiga e a Roma Antiga. períodos. Durante este período, mulheres deu importância para baseado em chumbo inventar produtos para enfatizar sua pele branca. Durante estudos arqueológicos no Egito, recipientes de pomadas, kohl, tintas faciais e aromas agradáveis foram encontrados entre as ruínas. Isso também prova que o uso de cosméticos datas voltar para ancestral vezes. O história de cosméticos capas um jornada de milhares de anos que inclui vários elementos de estética, saúde e cuidados pessoais. Hoje, a indústria cosmética continua a constantemente inovar para atender às necessidades dos consumidores e transformar o cuidado pessoal em uma forma de arte.

1.3. O que é o Diferença Entre Dermocosméticos e Cosméticos?

A história dos cosméticos tem uma história paralela com a história da humanidade. Em todos os períodos da história, as pessoas precisaram de produtos cosméticos com o desejo de embelezar sua aparência. O desejo de parecer bonito, limpo, atraente, saudável e cheirar bem são os instintos humanos que fizeram com que essa aventura começasse. Em estudos arqueológicos conduzidos no Egito, foram encontrados recipientes de pomadas, aromas agradáveis, cremes para os olhos e tintas faciais. As aplicações cosméticas, que se acredita terem começado no Egito, rapidamente se espalharam e sobreviveram até os dias atuais. Quais são as diferenças nos cosméticos e dermocosméticos que usamos, especialmente para nossa pele, que é a cobertura do nosso corpo? Para encontrar a resposta a essa pergunta, primeiro precisamos revisar as definições. A palavra cosméticos é derivada da palavra grega kos-metikos, que significa "mestre em decoração". Cosmetologia é o ramo da ciência que examina os produtos preparados para serem aplicados na epiderme, unhas, cerdas, cabelos, lábios, dentes e mucosa oral do corpo humano. Dermocosméticos são produtos chamados cosmecêuticos ou cosméticos ativos. Dermocosméticos são produtos que abrangem uma ampla gama entre cosméticos e medicamentos. Cosmecêuticos são preparações que têm um efeito cosmético alterando positivamente as propriedades e funções da pele por meio de efeitos biofisiológicos. Estes são um grupo de preparações localizadas entre medicamentos e cosméticos que não atendem totalmente à definição de cosméticos clássicos. Se interpretarmos as necessidades cada vez maiores de cuidados pessoais à luz dessas informações, podemos definir produtos cosméticos da seguinte forma. Produtos cosméticos são produtos não terapêuticos que geralmente são aplicados externamente na pele, usados voluntariamente por indivíduos que não têm um problema ou doença de pele grave, para cuidados pessoais. Prevenir o envelhecimento devido à luz solar ou causas naturais e reduzir os sinais de envelhecimento, pele mais brilhante, cabelos e unhas mais saudáveis estão entre os objetivos. O principal objetivo dos produtos dermocosméticos é corrigir as funções e estruturas das formações na pele para atingir o efeito desejado. São substâncias indicadas para uso como suporte tópico que irrita a pessoa por pele, mas não está no nível de uma doença que requer medicação. Embora sejam semelhantes aos medicamentos em termos de conteúdo, a quantidade de ingrediente ativo é muito menor. Em casos que requerem medicamentos apoiar, tal como forte acne, cabelo perda, fungoso unha doenças, alergias, forte ressecamento da pele, vermelhidão e coceira, que se enquadram na categoria de doença, deve-se ter supervisão médica. Se um produto cosmético ou dermocosmético for usado, o nunca deve ser utilizado nenhum produto diferente daquele recomendado por especialistas.

1.4. Classificação de Cosméticos

Os cosméticos são classificados de duas maneiras (Çomoglu, 2012; K1ı lal1oglu, 2004; Sidle e Decker, 2011):

1. De acordo com para lugares de aplicativo
2. De acordo com para isso é principal efeitos

Cosméticos de acordo com para deles aplicativo áreas

1. Cosmético preparações aplicado para o pele

1. Amolecimento cremes
2. Amolecimento loções
3. Limpeza cremes
4. Limpeza loções
5. Mão cremes e loções
6. Fundação cremes
7. Diário cremes
8. Hormônio cremes
9. Cremes esteratos
10. Face máscaras
11. Preparativos que clarear o pele e remover manchas sobre o pele
12. Preparativos que proteger contra luz solar e fornecer bronzeamento
13. Preparativos que evitar suando (antiperspirante)
14. Preparativos que evitar suor odor (Desodorante)

15. Preparações para barbear

2. Pós e pigmentado preparações

1. Face pós
2. Corar
3. Lábio tintas
4. Unha polimentos
5. Cosmético preparações aplicado para o olhos

3. Cosmético preparações aplicado para cabelo

1. Cabelo preparações de estilo
2. Preparativos que endireitar cabelo
3. Xampus
4. Cabelo corantes
5. Cabelo clareamento preparações
6. Preparativos que dar brilhar para cabelo e manter cabelo forma
7. Cabelo nutritivo preparações
8. Cabelo lacas

4. Cosmético preparações aplicado para o dentes e oral cavidade

1. Dental pastas e outro formulários de preparações
2. Preparativos usado para limpeza um definir de dentes
3. Boca águas

5. Outro cosmético preparações

1. Cosmético preparações aplicado para o pés
2. Bebê preparações
3. Banho preparações
4. Corpo pós

5. Depilatórios

Cosméticos por principal áreas de Ação

1. Formação de camadas substâncias
2. Substâncias queratínicas
3. Sebatrópico substâncias
4. Indireto dermatrópico substâncias
5. Direto dermatrópico agentes

A pele é um órgão que protege o organismo contra fatores externos, mantém o equilíbrio de fluidos e calor, e tem muitas funções secretoras, sensoriais e imunológicas (Jakubovic e Ackerman, 1992). A pele é de grande importância estética com sua aparência macia, limpa e suave. É um fato que a aparência física é importante para todos e faz com que as pessoas sinta-se melhor. Nos EUA, o programa "Look good......Feel Better" foi implementado em cooperação com a The Cosmetic, Toiletry and Fragrance Association, a American Cancer Society e a National Cosmetology Association para pacientes com câncer recebendo radioterapia e quimioterapia (The Cosmetic, Toiletry and Fragrance Association, www. ctfas.org.). Dentro no âmbito deste programa, são oferecidas e implementadas soluções para perda de cabelo e alterações de pigmentação que ocorrem após o tratamento em pacientes com câncer. Camuflagem cosmética são métodos especiais que devem ser aplicados durante ou após o tratamento de doenças que afetam a pele, como vitiligo, formação de cicatrizes, distúrbios de pigmentação (cor) e alopecia (calvície). Cosméticos apropriados são usados para proteger a pele saudável, retardar o fotoenvelhecimento com cuidados adequados e eliminar rugas superficiais na pele (Bronaugh et al. 1981). Os medicamentos passam por anos de estudos de fase antes de serem lançados no mercado. Quando esse processo é concluído, eles devem provar sua eficácia e confiabilidade e receber a aprovação do FDA. Para produtos cosméticos, tal processo não é possível, pois a aprovação do FDA não é necessária. Portanto, é muito mais fácil e muito mais barato comercializar um produto como um produto cosmético em comparação com medicamentos.

1.5. Classificação de produtos dermocosméticos Produtos dermocosméticos para cuidados com a pele Produtos dermocosméticos para cuidados com o corpo Produtos dermocosméticos para cuidados com o cabelo Produtos dermocosméticos para mães e bebês Produtos dermocosméticos para proteção solar Produtos dermocosméticos para cuidados orais Produtos dermocosméticos para saúde e medicina Produtos dermocosméticos para maquiagem

CAPÍTULO 2

O PELE

2.1. Funções de O Pele

A pele cumpre suas diversas funções graças às muitas reações químicas e físicas que ocorrem em sua estrutura. A pele possui mecanismos de proteção que incluem microflora e enzimas. Graças a esses mecanismos, eles protegem o corpo de fatores externos, como microrganismos nocivos, lesões causadas por impacto ou pressão através das numerosas terminações nervosas em sua estrutura e oxidação causada por raios ultravioleta (UV) nocivos. A pele permite que toxinas ser removido do corpo graças ao sebo secretado pelas glândulas sebáceas em sua estrutura e ao suor secretado pelas glândulas sudoríparas. Ela garante que a temperatura corporal seja mantida em equilíbrio e ajuda o corpo a se adaptar a diferentes temperaturas ambientes e condições atmosféricas. A pele deve manter sua integridade estrutural para cumprir todas essas funções básicas, incluindo reações protetoras, metabólicas, sensoriais e imunológicas. O uso correto e consciente de produtos dermocosméticos ou cosméticos é um ponto importante na proteção da pele (Nielsen et al., 2007; Jepps et al., 2013; Michalun e Michalun, 2014).

2.2. Estrutura de o Pele

A pele, que tem uma estrutura microanatômica, é o maior órgão, respondendo por aproximadamente 15% do peso corporal. A estrutura da pele inclui células de Merkel, células de Langerhans, células de melanócitos, glândulas sudoríparas, glândulas sebáceas, folículos capilares e capilares (Jacobi et al., 2007). O pH da pele varia dependendo da raça, genética e parte do corpo. Enquanto a epiderme mostra um pH ácido, conforme você se move para a derme, o pH aumenta e se torna neutro (Zaidi e Lanigan, 2010; Kosar et al., 2022).

A pele é composta por 3 partes: epiderme, derme e tecido subcutâneo (hipoderme) (Khavkin e Ellis, 2011). As camadas da pele são mostradas na Figura 1. A epiderme tem aproximadamente 0,1-0,3 mm de espessura e consiste em queratinócitos, melanócitos, células de Langerhans e células de Merkel. células. Não há vasos sanguíneos na epiderme. Portanto, ela obtém seus nutrientes dos vasos sanguíneos da derme que irradiam do componente dermoepidérmico. A epiderme consiste no seguinte, de fora para dentro: Stratum corneum (SC) (camada córnea), stratum granulosum (camada granular), stratum spinosum (camada pontiaguda) e stratum basale (camada basal) (Jacobi et al., 2007). As células SC desempenham um papel importante na permeabilidade de substâncias porque eles são grandes, planas, poliédricas e preenchidas com queratina (Khavkin e Ellis, 2011).

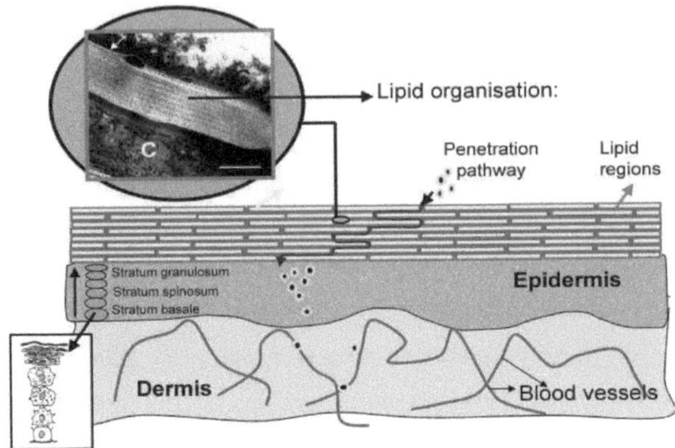

Figura 1. Camadas de um pele corte transversal (Bouwstra e outros, (2003)

2.3. Células de O Epiderme

2.3.1. Queratinócitos

Os queratinócitos estão localizados em camadas: a camada basal mais interna e a camada SC mais externa. A principal função dos queratinócitos é a produção de queratina, uma substância que forma o esqueleto interno dos queratinócitos e consiste em fibras intermediárias (Arda et al., 2014).

2.3.2. Melanócitos

Os melanócitos, células produtoras de pigmento da epiderme, estão localizados na camada basal e são produzidos a partir de células nervosas. Os melanócitos, que consistem em células dendríticas, são produzidos em a organela chamada melanossoma (Papel et al., 2002).

2.3.3. Langerhans células

Eles são células apresentadoras de antígeno produzido de o osso medula e tocar um importante papel na primeira defesa imunológica da pele. Possuem núcleo lobulado e são conhecidos por seus grânulos em forma de raquete (grânulos de Birbeck) (Park et al., 2018).

2.3.4. Merkel células

As células de Merkel são encontradas tanto na pele quanto em algumas partes da mucosa de vertebrados (Figura 2). Elas são encontradas na camada basal da epiderme na pele de mamíferos. Elas também são encontradas nas extensões da epiderme na superfície da sola do pé. Elas são chamadas de terminações nervosas de Merkel porque são frequentemente associadas a terminações nervosas sensoriais (Halata et al., 2003).

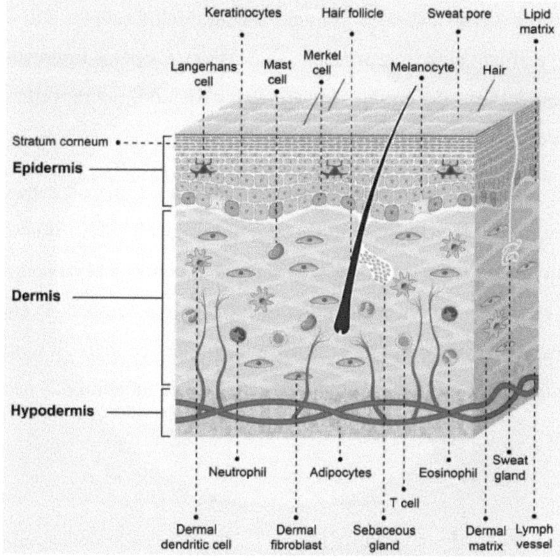

Figura 2. Ilustração de o estrutural componentes de o pele (Soheilfar e outros, (2022)

2.4. Dermoepidérmico Conexão

A junção dermoepidérmica serve como um suporte mecânico para a fixação da derme à epiderme. A estrutura do componente dermoepidérmico consiste em 4 camadas diferentes que podem ser vistas no microscópio eletrônico. A camada superior contém a membrana celular dos ceratinócitos basais e seus hemidesmossomos, enquanto os filamentos citoesqueléticos progridem através das células basais e entram nos hemidesmossomos. O próximo camada é a lâmina lúcida, que fica acima da lâmina densa. A camada da lâmina sub-basal é uma região filamentosa que consiste em fibrilas que conectam a epiderme e a junção dermoepidérmica à derme (Kanitakis, 2002).

2.5. Epidérmico Apêndices

Os apêndices epidérmicos consistem em: folículos pilosos, glândulas sebáceas, glândulas sudoríparas apócrinas, glândulas sudoríparas écrinas e unhas (Draelos, 2015).

2.5.1. Cabelos e cabelo folículos

Os pelos distribuídos por toda a superfície do corpo, exceto nas palmas das mãos e plantas dos pés, são de dois tipos: vellus cabelo e terminal cabelo. Velus cabelos são encontrados todos sobre o corpo. Ele é afinar, curto e levemente pigmentado. Os pelos terminais são encontrados em várias áreas específicas do corpo, como couro cabeludo, sobrancelhas, cílios, axilas e púbis. Possui uma estrutura pigmentada e espessa.

A parte do cabelo abaixo da superfície da pele é chamada de raiz do cabelo. A extremidade proximal do folículo piloso é de epidérmico origem e é localizado profundo em o derme. O saco poço onde o cabelo cresce é chamado de raiz do cabelo. Uma camada de células basais mitoticamente ativas pode ser vista no folículo piloso. Isso também é chamado de matriz capilar. O bulbo capilar envolve a papila capilar, que contém capilares e terminações nervosas (Figura 3). A papila capilar contém quantidades variáveis de melanina.

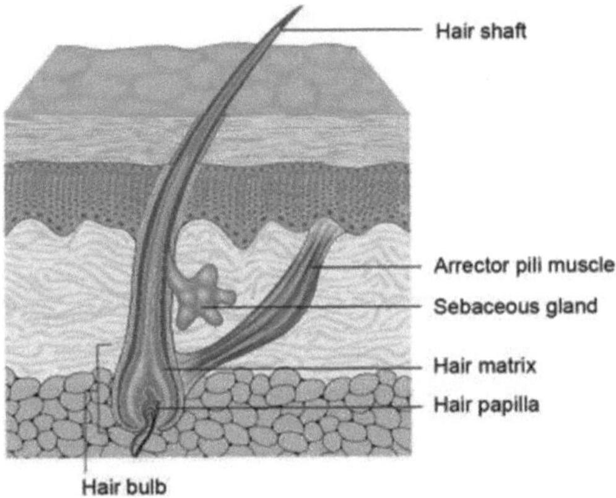

Figura 3. Estrutura de cabelo folículo (Mohamed e Mais difícil, (2022)

Enquanto as glândulas sebáceas são encontradas nas partes do corpo, rosto, couro cabeludo, peito e costas, elas não são encontradas nas palmas e solas dos pés. As glândulas sebáceas livres são localizadas nas pálpebras (glândulas meibomianas), membranas mucosas, mamilo e região perianal (Gartner e Hiatt, 2007).

2.5.2. Sebáceo glândulas

As glândulas sebáceas são dependentes de andrógenos e são estimuladas por hormônios durante a puberdade. Essas glândulas aumentar o secreção de sebo, qual contém triglicerídeo e rico em lipídios conteúdo. As glândulas sebáceas livres estão localizadas nas mucosas, pálpebras (glândulas meibomianas), região perianal e mamilo (Gartner e Hiatt, 2007).

2.5.3. Apócrino suor glândulas

Glândulas sudoríparas apócrinas; Localizam-se nas regiões axilar, anogenital e peri-umbilical. São glândulas dependentes de andrógenos e tornam-se ativas durante a adolescência (Draelos, 2015).

2.5.4. Écrino suor glândulas

As glândulas écrinas são encontradas em toda a superfície da pele e estão localizadas no rosto, nas palmas das mãos e nas solas dos pés. Ela desempenha um papel importante em manter a pele úmida e manter a temperatura corporal. O fluido de suor secretado pelas glândulas écrinas é ácido (Draelos, 2015).

2.6. Unhas

São estruturas localizadas nas pontas dos dedos das mãos e dos pés, constituídas por queratina dura. a estrutura da unha consiste na matriz ungueal, leito ungueal, lâmina ungueal e pregas ungueais proximais e laterais (de Berker, 2013). A matriz ungueal consiste em células que sofrem divisão celular, e essas células então digitar o queratinização processo para forma o unha placa. O unha placa é um estrutura de aparência translúcida composta de queratina. O leito ungueal tem uma aparência rosada devido aos vasos na derme e se estende da ponta da matriz ungueal até o hiponíquio. A função das pregas ungueais proximal e lateral é proteger a unha, e o hiponíquio está localizado sob a borda livre da lâmina ungueal (Johnson et al., 1991).

2.7. Derme

A camada fibrosa resistente da pele é conhecida como derme (Figura 4). A derme consiste em várias estruturas e células, como fibras de colágeno, fibras elásticas, fibroblastos, histiócitos, glicosaminoglicanos, células dendríticas, mastócitos, vasos sanguíneos, nervos e linfáticos (Sadler, 2012).

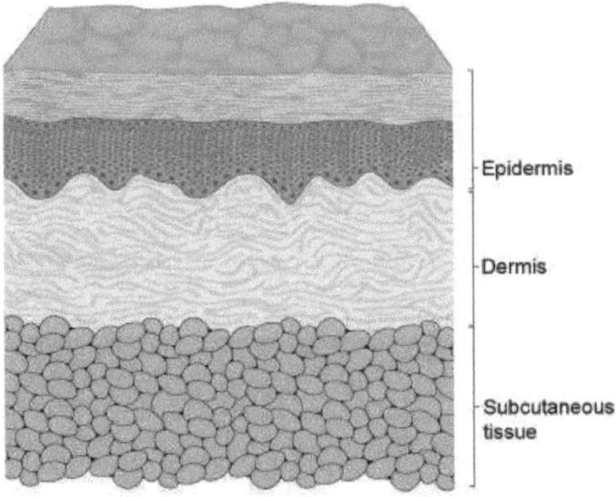

Figura 4. Camadas de o derme (Mohamed e Mais difícil, (2022)

A derme consiste em uma parte superior chamada derme papilar e uma parte inferior chamada derme reticular. A composição da derme papilar inclui feixes de colágeno frouxamente dispostos, fibras elásticas, fibrócitos, vasos sanguíneos e terminações nervosas. A derme reticular consiste em fibras de colágeno compactas, fibras elásticas mais espessas, partes profundas dos apêndices epidérmicos e redes vasculares e nervosas. O principal componente da derme de colágeno consiste em uma cadeia de aminoácidos contendo alanina, arginina, lisina, glicina, prolina e hidroxiprolina. Mais de 90% das fibras da pele são feitas de Tipo I e Tipo III colágeno intersticial. A estrutura do colágeno fornece resistência à tensão da pele e resistência mecânica (Kanitakis, 2002). As fibras elásticas são dispostas frouxamente em todas as direções. As fibras elásticas têm uma alta capacidade de retenção de água e jogar um importante papel em pele elasticidade. Em adição, o sangue embarcações de o A derme fornece nutrientes necessários aos tecidos e células e ajuda a manter a temperatura corporal. Os nervos cutâneos são de dois tipos: mielinizados e amielínicos. Enquanto as fibras amielínicas se estendem até a camada granular na epiderme, as fibras mielínicas terminam em órgãos terminais especializados na derme. Essas fibras nervosas são responsáveis pelas sensações cutâneas e nos permitem perceber sensações como calor, frio, dor e pressão (Cauna e Ross, 1960). Glicoproteínas e glicosaminoglicanos desempenham um papel na reparação e renovação da pele. Eles regulam a passagem de substâncias através o pele por enchimento o intercelular espaço entre colágeno e elastina fibras. A fibronectina, a glicoproteína mais comum na pele, desempenha um papel importante no crescimento e diferenciação de células. Glicosaminoglicanos criar um adequado ambiente para a formação de células dérmicas e têm alta capacidade de retenção de água. O ácido hialurônico é o glicosaminoglicano mais comum encontrado na pele (Kanitakis, 2002).

2.7.1. Subcutâneo Tecido (Hipoderme)

Subcutâneo tecido localizado sob o derme, o mais profundo camada de o pele; Isto consiste de nervos, adipócitos e septos do tecido conjuntivo. O tecido subcutâneo regula a temperatura corporal (Michalun e Michalun, 2014), protege o corpo contra traumas mecânicos e serve como uma fonte de energia de reserva para o corpo. A espessura da camada da hipoderme varia anatomicamente e individualmente. Também reflete o estado nutricional do indivíduo. Tecido subcutâneo composto por três partes; É encontrado na pele das bochechas, quadris, coxas, sob os olhos, têmporas e queixo (Hausman et al., 2001). Tecido subcutâneo; Consiste em camadas apicais, do manto e mais profundas. A camada apical consiste em vasos sanguíneos, vasos linfáticos e nervos. A camada do manto consiste em adipócitos, espalha a pressão mecânica sobre a pele por uma ampla área e fornece proteção para aumentar a resistência. Lá não há camada de manto no tecido subcutâneo encontrado nas pálpebras, leitos ungueais, pênis e nariz (Avram et al., 2007).

2.7.2. Pele Penetração de Dermocosmético Produtos

Graças aos mais recentes desenvolvimentos na pele, estão sendo desenvolvidas inovações nos métodos de aplicação, a fim de penetrar na pele substâncias ativas que tenham efeitos terapêuticos sobre a pele O objetivo da aplicação percutânea de ingredientes ativos é fornecer uma quantidade eficaz de ingrediente ativo na área alvo da pele. Assim, possíveis efeitos colaterais são minimizados. Esta situação pode ser alcançada através da compreensão da complexa estrutura da pele. Existem compartimentos e estruturas biológicas no interior da pele que permitem a entrega de substâncias ativas. dentro vários processos está acontecendo. Esse em compartimentos claro Um ativo artigo ou couro do seu alvo fisiologia pode mudar Bastante químico E biológico processos ocorreu renda (Draelos, 2015).

Existem três tipos de vias pelas quais os ingredientes ativos podem passar pela barreira cutânea (Draelos, 2015). 1ª via: Passagem direta pelo SC com integridade intacta, 2ª via: Passagem pelos folículos capilares, 3ª caminho: Esses caminhos são agrupado como passagem através suor ou sebáceo glândulas conectadas aos folículos capilares. O principal obstáculo à absorção ativa da pele é a camada SC, e a substância ativa deve passar por essa barreira cutânea e penetrar transepidérmica para ser entregue à área alvo (Vaishali et al., 2013).

CAPÍTULO 3

PELE TIPOS

Os tipos de pele são divididos em 3: normal, oleosa e seca, dependendo de vários fatores como a genética e o clima. condições do ambiente de vida (Figura 5). Vários tipos de pele, como a oleosa-seca ou a oleosa-normal, são conhecidos como tipos de pele mista, que se caracterizam pela oleosidade na zona T, que se refere à parte média do rosto, incluindo a testa, o nariz e queixo. O primeiro etapa de pele cuidado é o correto determinação de o pele tipo e o seleção de produtos dermocosméticos adequados ao tipo de pele (Baumann e Elsaie, 2009).

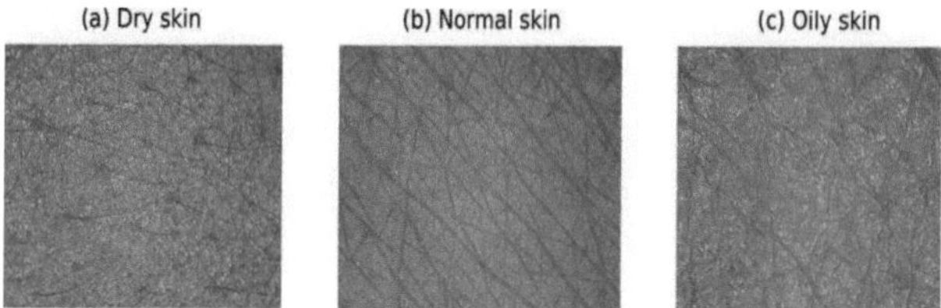

Figura 5. O três tipos de pele (Saiwaeo e outros, (2023)

3.1. Oleoso pele

Oleoso pele ocorre como um resultado de excessivo aumentar em o número e atividade de glândulas sebáceas. Devido ao aumento da secreção de sebo, surge um tipo de pele caracterizado por poros grandes e brilhantes. A pele oleosa é vista como resultado da secreção excessiva de sebo devido ao aumento da ativação das glândulas sebáceas nas áreas da pele chamadas zona T (testa-nariz-queixo) (Sakuma e Maibach, 2012). A produção de sebo é essencial para uma barreira cutânea sólida e também desempenha um papel importante na hidratação a pele. Prevenção de água transepidérmica perda da superfície da epiderme ocorre por sebo. Alguns fatores, como o uso do produto errado para a pele, condições climáticas quentes e úmidas, lavagem com sabão forte, esfregar excessivamente a pele durante a pele limpeza, e lavando com severo sabão pode perturbar o umidade equilíbrio e barreira integridade da pele e causar secreção excessiva de sebo. Vários problemas dermatológicos, como manchas pretas e brancas, acne e manchas podem ocorrer devido aos poros obstruídos com aumento da secreção de sebo (Zaidi e Lanigan, 2010). A pele oleosa é dividida em duas categorias: úmida-oleosa e desidratada-oleosa, dependendo se tem ou não equilíbrio de umidade. Enquanto a úmida-oleosa pele com umidade adequada equilíbrio tem hidratação suficiente, desidratado-oleoso a pele sente ressecamento devido à hidratação insuficiente. Sujeira e excesso de sebo na pele causam problemas dermatológicos, como acne e cravos. Para prevenir esses problemas, lavar a pele com produtos de limpeza apropriados e usar um hidratante à base de água para evitar o excesso de secreção de sebo devido à hidratação da pele são importantes na rotina de cuidados diários (Jepps et al., 2013; Gebhart et al., 1989). Formulações contendo ingredientes esfoliantes, como alfa-hidroxiácidos (AHA) ou beta-hidroxiácidos (BHA), são aplicadas para minimizar os poros e purificar a pele da acne ou manchas induzidas por UV. Esse processo deve ser aplicado à pele semanalmente como uma máscara ou peeling (Jepps et al., 2013). Graças à aplicação de uma formulação contendo substâncias esfoliantes, a secreção de sebo e o equilíbrio de umidade na pele são controlados. Assim, uma pele mais saudável aparência é alcançada. O número de glândulas sebáceas permanece aproximadamente o mesmo ao longo da vida de uma pessoa, enquanto seu tamanho tende a aumentar com a idade. A hiperplasia sebácea ocorre como resultado do aumento das glândulas sebáceas. Nesse caso, as pápulas umbilicais aproximadamente 0,5-1,5 mm de tamanho são encontrado no Zona T do rosto (Khavkin e Ellis, 2011). Enquanto as glândulas sebáceas são abundantes no rosto e no couro cabeludo, também há pequenas quantidades nos lábios. As glândulas sebáceas estão localizadas em áreas sem pelos como "glândulas meibomianas" (Michalun e Michalun, 2014).

3.2. Normal Pele

A pele normal é o tipo de pele que consiste na derme e na camada da epiderme, que mostra forte atividade biológica graças à circulação sanguínea ativa na camada basal. A camada SC é fina e translúcido, e há não multar linhas devido a desidratação e poros grandes devido a sebo secretado pela pele. A pele normal parece macia, úmida, com uma cor saudável e brilho. Vários fatores, como cuidados irregulares com a pele com seleção errada de produtos, desidratação, exposição prolongada a raios UV, condições climáticas adversas e não uso de produtos de proteção solar podem danificar a estrutura normal da pele. O uso de formulações de hidratantes e protetores solares contendo vitaminas E e C e antioxidantes como idebenona ou coenzima Q10 previnem danos causados pelos radicais livres e perda de umidade (Roh et al., 2006).

3.3. Seco pele

A pele seca é caracterizada geneticamente pelo número de glândulas sebáceas e sua inadequação na secreção sebácea. É também um tipo de pele caracterizado por hiperqueratose e esfoliação devido à falta de umidade em o células em o SC. Para proteger a pele saúde, o água contente de SC deveria ser no ao menos 10% (Takahashi et al., 1981). Seco a pele é fina, os poros são pequeno. Coceira devido à secura pode ser observado. Usando inadequado pele cuidado produtos, longo prazo UV exposição, e a exposição ao ar seco e ventoso acelera a perda de umidade e danifica a barreira da pele. Isso acelera o processo de perda de elasticidade da pele e causa envelhecimento prematuro. Devido a essa deterioração na barreira da pele, a perda transepidérmica de água aumenta e a pele seca. Rachaduras se formam na superfície da pele seca ao longo do tempo, e o ressecamento e a formação de rachaduras são mais observados em partes do corpo com menos glândulas sebáceas, como braços e pernas (Elias et al., 1981). É a barreira da pele que protege o pele de prejudicial ambiental fatores tal como alérgenos e irritantes e previne a perda de água. Quando a barreira da pele é rompida, abre caminho para várias doenças, como ictiose e dermatite atópica. Hidratantes contendo ácidos glicólico e láctico, glicerina, ureia, ceramidas e colesterol são produtos usados para preservar a umidade da pele e aumentar sua capacidade natural de retenção de água. O uso de formulações contendo ácido hialurônico e dimeticona são produtos usados para aumentar a elasticidade da pele (Inamadar e Palit, 2013).

3.4. Combinação Pele

Pele mista é um tipo de pele onde os tipos de pele seca, oleosa e normal ocorrem juntos. Bochechas normais com zona T oleosa e bochechas secas com zona T normal são frequentemente encontradas em tipos de pele mista. Em tipos de pele mista com bochechas secas na zona T normal, é apropriado usar ingredientes como ácidos glicólico ou láctico, ceramidas, colesterol, ácidos graxos essenciais que estimulam a capacidade de retenção de umidade da pele e ajudam na sua reparação. É apropriado usar hidratantes à base de água contendo glicerina e ácido carboxílico de pirrolidona de sódio em tipos de pele mista com bochechas oleosas e normais (Kanitakis, 2002).

3.5. Confidencial Pele

A pele sensível pode apresentar eritema e/ou formigamento na pele como resultado da exposição a vários fatores que podem ser físicos (radiação UV, calor, frio e vento), químicos (cosméticos, sabão, água e poluição), psicológicos (estresse) ou hormonais (ciclo menstrual). É o tipo da pele onde ocorrem sensações de queimadura (Baumann, 2009). Os sintomas da pele sensível são determinados por vários testes, e a pele sensível é categorizada por vários sistemas. De acordo com Baumann Confidencial Pele Digitando Sistema, confidencial pele é dividido em 4 subgrupos: Tipo 1, Tipo 2, Tipo 3, Tipo 4. A pele sensível tipo 1 tem tendência a acne com comedões abertos ou fechados e é chamada de S1. Na pele sensível tipo 2, a vermelhidão ocorre devido à vasodilatação da a pele devido a vários fatores fisiológicos ou ambientais, e esse tipo de pele é chamado S2. O tipo 3 é o tipo de pele em que ocorre uma sensação de ardência e queimação na pele sensível devido a qualquer fator ambiental e é chamado S3. A pele sensível do tipo 4 tem um perfil de pele propenso a o desenvolvimento de contato ou atópico dermatite, qual ocorre em o danificado pele barreira pela exposição a vários alérgenos químicos, e é chamado S4. Há também casos em que subtipos de pele sensível ocorrem em combinação.

3.6. Pele Pigmentação

A melanina, a principal substância pigmentar que dá cor à pele, absorve os raios UV nocivos, previne a formação de radicais livres e protege a pele dos efeitos nocivos. A melanina é sintetizada pelas células dos melanócitos localizadas na lâmina basal. Os melanócitos sintetizam o pigmento melanina. A produção de melanina envolve vários processos biológicos. Existem 2 tipos de melanina: eumelanina (marrom-preto pigmento) e feomelanina (amarelo-vermelho pigmento) (Vashi et al., 2017). O tipo, distribuição e quantidade de melanina são importantes na formação de cor da pele, e a eumelanina desempenha um papel mais ativo na determinação da cor da pele do que a feomelanina. Dependendo das diferenças na produção e distribuição de melanina, os distúrbios de hiperpigmentação tal como melasma e sardas ou hipopigmentação distúrbios tal como vitiligo ocorrem na pele. Protetores solares com fator de proteção FPS30-SPF50 devem ser usados nas rotinas diárias de cuidados com a pele (Kindred e Halder, 2015). Uso de preparações combinadas contendo agentes de peeling químico, como hidroquinona, AHAs, BHAs, solução de Jessner, ácido tricloroacético, ácido retinóico, fenol, ácido glicólico, ácido salicílico. As rotinas são uma opção de tratamento adequada que tem um relâmpago efeito em manchas e contém 2-4% tirosinase inibidor (Kim e (Pandya, 1998).

3.7. Limpadores em Pele Cuidado

Como a pele é um órgão facilmente afetado por fatores externos, o passo básico do cuidado com a pele é limpeza. Sujeira e poeira no ar ao longo do dia, resíduos de maquiagem e cosméticos e células mortas resultantes da renovação da pele cobrem a superfície da pele, obstruem os poros e fazem com que a pele pareça sem vida e opaca. Esses acúmulos que preenchem os poros da pele se transformam em cravos como eles oxidam. A pele suja e obstruída com cravos não consegue absorver os produtos aplicados. A pele é um órgão que respira e absorve pelos poros em sua estrutura e deve ser mantido limpo. Produtos cosméticos hidratantes ou nutritivos aplicados na pele suja não conseguem atingir as camadas inferiores da pele e não têm o efeito desejado na pele. Assim, a pele não pode ser adequadamente nutrido tanto em termos do ativo ingredientes contidos em produtos cosméticos e em termos de oxigênio. Portanto, o primeiro passo no cuidado da pele é a limpeza. As características que os produtos de limpeza utilizados na limpeza da pele devem ter podem ser listadas a seguir:

✓ O limpador usado deve limpar o pele muito bem e profundamente.

✓ O limpador usado deve não deixar qualquer resíduo ou filme sobre o pele.

✓ O limpador usado deve ser fácil de aplicar e remover de o pele.

✓ O limpador usado deve não deixar o pele sentindo-se apertado, seco ou oleoso.

Maioria de o cosmético produtos preparado para pele limpeza são em emulsão estrutura.

3.8. Tipos de Cosméticos de limpeza

3.8.1. Cremes

Cremes de limpeza são produtos que têm propriedades de limpeza eficazes, retêm a umidade da pele e evitam que ela resseque. Por esse motivo, é frequentemente preferido especialmente para pele seca. É aplicado aplicando uma camada fina na pele com as pontas dos dedos e massageando. Assim, os resíduos de maquiagem e a camada de sujeira na superfície se dissolvem no creme aplicado.

Cremes são dividido em dois grupos de acordo com para o razão de óleo e água em deles estrutura:

✓ É melhor remover cremes com alto teor de óleo lavando bem a pele para que não deixem uma camada muito densa na pele. É geralmente preferido para pele seca e sem óleo .

✓ A estrutura dos cremes com alto teor de água é mais leve do que a dos cremes com alto teor de óleo. Esses cremes não deixam nenhuma resíduos na pele à medida que eles pode ser limpo. É geralmente preferido para pele seca e desidratada.

Coloque uma quantidade suficiente de creme de limpeza na palma da mão e espalhe por toda a palma. Em seguida, aplique na área do rosto e pescoço com movimentos suaves de massagem. Continue massageando até que o creme dissolva a sujeira e os resíduos no rosto. O creme nunca deve ser aplicado em volta o olhos. Creme deve nunca ser aplicado em volta o olhos. O produto a embalagem deve ser lida com atenção. Após a conclusão do processo de massagem, o produto deve ser removido da pele lavando-o de acordo com a técnica do produto ou limpando-o com um algodão úmido ou esponja (Alpmen, 1978).

3.8.2. Géis

Os géis são produtos que limpam a pele ao mesmo tempo em que a hidratam. O uso desses produtos, que têm uma estrutura macia e escorregadia, tornou-se muito importante hoje em dia. É especialmente usado para remoção de maquiagem.

Géis são examinado em dois grupos de acordo com para o razão de óleo e água em deles estrutura:

✓ Os géis aquosos não contêm óleo ou contêm muito pouco óleo. Pode ser removido da pele tanto limpando quanto lavando durante a limpeza leve da maquiagem. Devido ao seu baixo teor de óleo, é especialmente preferido para pele oleosa e propensa a acne.

✓ Os géis oleosos são produtos com estrutura de emulsão ou cristal líquido e possuem alto poder de limpeza com pequena quantidade de óleo em sua estrutura. Por esse motivo, é preferido para remoção de maquiagem pesada.

Desde géis aquosos geralmente ter um espumante característica, o pele é primeiro levemente umedecido com água. Pegue uma quantidade suficiente de gel de limpeza na palma da mão e espalhe sobre a pele com movimentos de massagem. Durante a massagem, você pode molhar levemente as mãos de vez em quando para garantir que a pele fique escorregadia. Como a camada de sujeira é dissolvida pelo gel, ela é preferencialmente removida da pele por lavando. A embalagem de cada produto deve ser lida com atenção e não deve ser aplicado na área dos olhos, a menos que haja um aviso em contrário. Durante a aplicação, deve-se tomar cuidado para não levar o produto à boca, nariz ou olhos.

O método de aplicação de géis oleosos é o mesmo que o método de aplicação de géis aquosos. O gel oleoso é aplicado na pele com movimentos de massagem na direção dos músculos. Como eles são usados para remoção de maquiagem pesada, a massagem é continuada até que a camada de maquiagem na pele se dissolva. Então a pele é preferencialmente lavada e enxaguada. A menos que haja um aviso em contrário na embalagem do produto, não deve ser aplicado ao redor dos olhos e deve-se tomar cuidado para não levar o produto à boca, nariz ou olhos durante a aplicação (Alpmen, 1978).

3.8.3. Loções

É especialmente usado para remoção leve de maquiagem. Também é recomendado para quem não quer usar sabão ao limpar o rosto pela manhã. São produtos aos quais uma quantidade alta de superfície ativo (espuma formando) substância pode ser adicionado para aumentar o limpeza potência. Sua aparência é transparente, semitransparente ou opaca e são de dois tipos:

✓ Loções transparentes que que contenham álcool são produtos preferidos especialmente para jovens pele propensa à formação de acne. Esses produtos também contêm hidratantes. Eles são muito práticos e rápidos de usar e criam uma sensação refrescante na pele. O álcool em sua estrutura também proporciona desinfecção da pele.

✓ Os que se apresentam na forma de leite de limpeza são emulsões do tipo óleo/água e são indicados para peles normais a oleosas. tipos de pele. A quantidade de surfactante em sua estrutura é baixa e eles são frequentemente preferidos para pele normal. Esses produtos também são usados para preparar uma base adequada para maquiagem.

A loção, que é transparente e contém álcool, é colocada na palma da mão e espalhada sobre o inteiro palma. Isto é aplicado para o pele com massagem movimentos em o direção dos músculos. Depois do sujeira camada sobre o superfície do a pele é dissolvida, ela é removido da pele por limpando-o com algodão úmido ou esponja. Se houver acne na pele, tanto os movimentos de massagem quanto a limpeza do produto devem ser feitos o mais suavemente possível. Isso evita que a acne estoure e se espalhe para a pele. Ao aplicar loções, deve-se tomar cuidado para não para levar o produto à boca, nariz ou olhos.

Os leites de limpeza são aplicados na pele com algodão, fazendo pequenos movimentos de limpeza. Como esses produtos não são lavados, eles deixam uma leve película na pele. Ao aplicar o leite de limpeza, tenha cuidado deve ser levado para evitar obtendo o produto em o boca, nariz ou olhos (Alpes, (1978).

3.8.4. Espumas

São produtos que possuem propriedades de limpeza muito boas e contêm substâncias hidratantes e amaciantes em suas estruturas. Surfactantes foram adicionados a esses produtos para criar espuma. Há produtos no mercado que são embalado em forma de creme suave ou em forma de aerossol. É preferido para pele mista e oleosa (Alpmen, 1978).

Produtos em formato de creme são espumados com um pouco de água e aplicados na pele. É aplicado em toda a pele massageando na direção dos músculos. A massagem é feita até que a camada de sujeira se dissolva e então seja lavada da pele. Durante a aplicação, deve-se ter cuidado não levar o produto à boca, nariz ou olhos, como acontece com outros produtos. Durante a aplicação, deve-se tomar cuidado para não levar o produto à boca, nariz ou olhos. Produtos em aerossol (como espumas de barbear) são espremidos do recipiente e colocados na palma da sua mão. É aplicado na pele com movimentos de massagem na direção do músculo. A estrutura macia da espuma também proporciona alívio à pele. Após a camada de sujeira na superfície da pele ser dissolvida, ela é removida da pele por lavagem. Durante a aplicação do produto, deve-se tomar cuidado para evitar que ele entre na boca, nariz e olhos (Alpes, 1978).

3.8.5. Óleos

São produtos com estrutura de óleo líquido usados para remover maquiagem muito pesada. Há também formulações que podem ser usadas para remover rímel e maquiagem dos olhos. Ela é removida da pele por limpeza ou lavagem. Aquelas que são lavadas também contêm surfactantes em sua estrutura. A aplicação dos óleos é a seguinte: Os óleos, que geralmente são oferecidos para uso em um sistema de tubo ou bomba, são primeiro despejados no algodão. Em seguida, a camada de sujeira e maquiagem na pele é limpa esfregando-a na direção do músculo com algodão. Ao aplicar o óleo, é necessário para renovar o algodão diversos vezes como isto fica sujo. Óleos são também usado para remover maquiagem para os olhos. Também é usado para limpar especialmente máscaras à prova d'água. A aplicação do óleo na área dos olhos é feita da mesma maneira. Com o óleo derramado no algodão, os olhos são enxugados com movimentos suaves de dentro para fora e de cima para baixo, sem aplicar muita pressão. A camada oleosa deixada na pele após a aplicação do os óleos devem ser limpos com espuma de limpeza. Durante a aplicação, deve-se ter cuidado para não colocar o produto na boca, nariz ou olhos (Alpmen, 1978).

3.9. Olho Inventar Removedor Cosméticos

Esses são cosméticos produzidos especialmente para a área dos olhos. Também há variedades desses cosméticos. Por exemplo, limpadores à base de óleo são usados principalmente para remoção de maquiagem. Também há cosméticos mais especiais disponíveis para remover maquiagem à prova d'água dos olhos (Alpmen, 1978).

O características que olho inventar removedores deve ter são:

✓ Isto deve não irritar o pálpebras e deve remover olho inventar suavemente e facilmente.

✓ Isto deve não causa qualquer irritação.

✓ Isto deve não causa um alérgico efeito.

✓ Não deve ressecar a área dos olhos e deve remover a maquiagem à prova d'água e o rímel sem aplicar força.

✓ Eles deveriam não deixar um oleoso resíduo e deve limpar completamente.

✓ Isto deve dar o pele um sentimento de limpeza e frescor depois usar.

Coloque algumas gotas em um lenço umedecido com álcool ou algodão e aplique suavemente limpe a área ao redor dos olhos sem puxar. Depois enxágue com água ou limpe com um pano limpo e úmido (Alpmen, 1978).

3.10. Compressores

O endurecimento da pele é uma das etapas importantes do cuidado com a pele. Produtos cosméticos usados para esse propósito são chamados de tônicos. As funções dos adstringentes na pele podem ser listadas da seguinte forma:

✓ Por apertando o pele poros, isto protege o pele de externo fatores que poderia entupir isto.

✓ Isto fornece um desinfetante efeito sobre o pele, atualiza o pele e dá um pouco sensação legal .

✓ Isto controles o sebo secreção de o pele e reduz o possibilidade de oleosidade (Alpes, 1978).

Adstringentes são dividido em dois grupos de acordo com para o álcool contente:

Adstringentes com alto teor alcoólico, Adstringentes com baixo teor alcoólico.

Em compressas com alto teor alcoólico, o teor alcoólico pode chegar a 60% dependendo o tipo de pele. Adstringentes com essa estrutura seriam adequados para uso em peles oleosas, mistas, com tendência a acne e espinhas e aquelas com poros grandes. No entanto, como o alto teor de álcool conteúdo pode causar uma sensação de ressecamento significativa na pele, agentes amaciantes como lanolina e seus derivados podem ser adicionados ao conteúdo. Novamente, alguns adstringentes preparados para os mesmos tipos de pele contêm argila, que tem a capacidade de absorver o excesso de secreção de sebo da pele.

As compressas de baixo teor alcoólico não contêm álcool ou muito pouco álcool em sua estrutura. Esses adstringentes são adequados para uso em pele seca, sensível e fina. Como esses adstringentes não contêm álcool em sua estrutura, eles são usados especialmente em peles sensíveis, secas e finas. Permite comprimir essa pele sem resseca-la, sem dar sensação de tensão e sem desgastá-la. O método de aplicação de todos os agentes compressivos é o mesmo, mas não variar dependendo em seus tipo. Eles são aplicado a o pele por mão ou com algodão. Em aplicação manual, uma quantidade suficiente de adstringente é aplicada na pele com um tampão leve movimentos de todos os dedos e da palma da mão. Na aplicação com algodão, uma quantidade suficiente de compressa é derramado para um pouco molhado algodão e aplicado a o pele com luz movimentos de tampões. A técnica de pulverização também é usada na aplicação de compactadores. Ela é aplicada borrifando levemente o tônico, que está disponível em forma de spray ou colocado em uma lata de spray limpa, na pele. Como ele fornece distribuição uniforme na pele, deve-se ter cuidado ao usá-lo, pois o produto pode entrar em contato com áreas indesejadas durante a pulverização. Todos os adstringentes devem ser evitados em contato com a área dos olhos e deve-se tomar cuidado para evitar que o produto entre na boca, olhos ou nariz durante a aplicação (Alpmen, 1978).

3.11. Hidratantes

Eles são usados para hidratar, amaciar e proteger a pele de fatores externos. Nosso corpo é 70% água e nossa pele tem a capacidade de absorver água. Essa função da pele, que tem uma estrutura hidrolipídica, é muito importante. A perda de água na pele faz com que ela seque e rache, causando o aparecimento de rugas. Na verdade, é a água que mantém a pele flexível e macia. Os sintomas da pele seca ocorrem quando o teor de água na camada do estrato córneo cai abaixo de aproximadamente 10%. Na pele seca, as células mortas se desprendem da camada do estrato córneo na forma de placas e tiras, causando uma aparência escamosa em a pele. Os emolientes dão a pele fica com uma aparência escorregadia e lisa.

O principal funções de umidificadores são como segue:

- ✓ Protegendo o pele contra externo fatores (vento, aquecer, sol raios, frio, etc.)
- ✓ Apoiando o da pele habilidade para reter água
- ✓ Manutenção o da pele existente umidade equilíbrio
- ✓ Suavizar o pele por hidratante isto (Alpes, (1978).

3.12. Efeitos de alguns produtos químicos encontrados em produtos cosméticos na saúde do feto e do recém-nascido

Ao longo da história, as pessoas preferiram produtos cosméticos para parecerem atraentes, para proteger a saúde da parte visível do corpo, para mudar a aparência de uma determinada parte do corpo, para limpar eles mesmos, para tornar-se mais lindo, e para remover ruim odores (Turco Eczac1lar Birligi- Eczac111k Akademisi, 2019; Sade e Özkan, 2020; Kocaöz e Eroglu, 2014). Quando usados para o propósito pretendido, os produtos cosméticos aumentam a sensação de confiança dos indivíduos e afetam positivamente sua saúde psicológica e fisiológica (Kocaöz e Eroglu, 2014). No entanto, paralelamente ao aumento da variedade de produtos cosméticos, a introdução de milhares de produtos químicos em nosso vidas e o aumentou usar de eles ter aumentou o exposição a produtos químicos substâncias (Ozden et al., 2019). A maioria dos produtos cosméticos são expostos ao corpo por ser absorvido através da pele, alguns por ser aplicado a a superfície da mucosa, e alguns por serem levados para o corpo através da boca ou inalação (Çaglar e Saral, 2014; Ar1ca et al., 2017). Na Turquia e nos países da União Europeia, existem restrições legais quanto às substâncias isso deveria não ser incluído em produtos cosméticos. Além disso para o ativo ingrediente, muitos produtos químicos também estão incluídos no conteúdo de produtos cosméticos. Esses produtos químicos são "ftalatos, conservantes, perfumes e outros amaciantes, benzofenonas, bisfenol A, parabenos, triclosan, almíscares policíclicos, solventes orgânicos, dioxano, pigmentos, formaldeído, metais pesados e outros aditivos que aumentarão a eficácia e a duração do efeito" (Sade e Özkan, 2020; Ar1ca et al., 2017). Na literatura, as substâncias que afetam negativamente a saúde incluem "formaldeído, ftalato, parabeno, lauril sulfato de sódio (SLS) e lauril éter sulfato de sódio (SLES), etanolamina, parafina, benzofenona, 1,4-dioxano, fenilenodiamina, resorcinol, silicone, alcatrão de hulha, mercúrio, alumínio, chumbo e produtos químicos de fragrância" (Sade e Özkan, 2020; Özden et al., 2019). A variedade e o uso de produtos cosméticos estão aumentando. O conteúdo desses cosméticos é muito importante. Os produtos químicos nos produtos cosméticos usados no dia a dia vida são responsabilizados pela etiologia de muitos problemas de saúde, como câncer, infertilidade e defeitos congênitos (Bülez e Uçtu, 2018). Deve-se ter cuidado no contato com substâncias químicas durante a gravidez, infância e adolescência porque podem ser prejudiciais à saúde humana (Kocaöz e Eroglu, 2014). Um estudo relatou que 36% das mulheres grávidas usaram uma média de 1,7 produtos cosméticos durante a gravidez (Nordeng e Havnen, 2004). Algumas mulheres usam produtos cosméticos para tratar dermatoses pré-existentes ou relacionadas à gravidez, como acne vulgar, estrias gravídicas, cloasma, eflúvio telógeno pós-parto, hirsutismo, eritema palmar e xerose (Y1ld1z e Abuaf, 2013). Produtos químicos expostos durante gravidez pode causar aborto e natimorto na mãe, além de muitos defeitos no feto, baixo peso ao nascer e distúrbios de desenvolvimento no sistema endócrino e outros (Kocaöz e Eroglu, 2014; Silbergeld e Patrick, 2005).

3.12.1. Pesado metais

Quando acumulados no corpo, podem causar intoxicação. Aproximadamente 61% dos batons produzidos conter liderar. O quantia é especialmente alto em batons onde o cor é duradouro. Acredita-se que não ocorrerão efeitos negativos, desde que não passe para o sistema digestivo (Yalvaç e Kandemir, 2013). O nível de chumbo no sangue de uma mulher grávida é esperado estar abaixo de 10 microgramas. No entanto, mesmo que a quantidade de exposição ao chumbo durante a gravidez seja mínima, ele causa problemas porque atravessa a barreira placentária. Em suma, pode afetar negativamente a função mental do feto. Se o dose de chumbo é alto em um mulher grávida, pode causar abortos, ruptura prematura de membranas e parto prematuro (Bilir, 2002). Durante a amamentação, passa para o leite materno e afeta a saúde do recém-nascido de forma muito negativa (Yalvaç e Kandemir, 2013). A exposição ao chumbo pode causar dificuldades de fala e aprendizagem, problemas comportamentais, infertilidade e também pode atrasar o início da puberdade em meninas (Çaglar e Saral, 2014).

3.12.2. Cádmio

O cádmio é encontrado em corantes e batons. O corpo humano pode normalmente conter aproximadamente 40 mg de cádmio (Demir et al., 2014). Se ultrapassar o valor limite, pode levar a malignidades, distúrbios do metabolismo do cálcio, pedras nos rins e causar hipertensão na gravidez (Çaglar e Saral, 2019; Bülez e Uçtu, 2018). Em estudos com animais conduzidos durante o período pré-natal, a exposição ao cádmio leva ao baixo peso ao nascer, anomalias esqueléticas, neurotoxicidade, problemas comportamentais e de aprendizagem (Örün e Yalçln, 2011). Também foi relatado que há uma relação inversa entre os níveis de cádmio no cabelo e as pontuações de inteligência em crianças (Viaene et al., 2000). Se o cádmio se acumular na placenta durante a gravidez, causa baixo peso ao nascer e atraso no desenvolvimento fetal (Yang et al., 2005).

3.12.3. Cromo

O cromo é encontrado em corantes e batons. A falta de cromo, que é levado para o corpo por meio de alguns nutrientes, causa problemas de saúde. Geralmente, a ingestão excessiva de cromo +6 valente no corpo causa envenenamento (Organização Mundial da Saúde, 1996). O envenenamento por cromo pode causar câncer de pulmão, erupção cutânea, doenças respiratórias, danos renais e hepáticos (Ayenimo et al., 2010).

3.12.4. Endócrino Disruptores

É encontrado na indústria de plásticos, produtos de higiene pessoal, produtos vegetais processados ou embalados, produtos industriais e resíduos (Yaman et al., 2015). Bisfenol A (BFA), ftalatos (dietilhexil ftalato (DEHP), monobutil ftalato (MBP), monoetil ftalato (MEP)), parabenos são conhecidos como desreguladores endócrinos (Huang et al., 2007, Frederiksen et al., 2007). foi relatado que a exposição a desreguladores endócrinos reduz a contagem de espermatozoides nos homens, aumenta a incidência de câncer testicular e de mama e causa testículos retidos e hipospádia em macho recém-nascidos (Carlsen e outros, 1992, Toppari e outros, (1996). O dose e a duração da exposição aos desreguladores endócrinos são importantes. Como a duração da exposição ou a dose aumenta, a gravidade dos possíveis efeitos nocivos aumenta e pode afetar muitos sistemas ao mesmo tempo.

3.12.5. Bisfenol UM

O bisfenol A, encontrado em cosméticos, é um disruptor endócrino que imita o estrogênio (Toppari et al., 1996). É encontrado principalmente em produtos produzidos para bebês (como mamadeiras, chupetas, fraldas) e em o dentro de latas (Yamã e outros, 2015; De Goetz e outros, (2010). Isto é também possível de ser exposto através do leite materno (Sun et al., 2004).

3.12.6. Ftalatos

Encontrados em muitos produtos cosméticos, como esmaltes, loções, sabonetes, produtos de limpeza, produtos para o cabelo e purificadores de ar, os ftalatos são desreguladores endócrinos (Kocaöz e Eroglu, 2014). O período da vida em que os desreguladores endócrinos são expostos é importante (Ye et al., 2006). A exposição, especialmente durante o período intrauterino, causa anomalias no sistema reprodutivo do feto (Weuve et al., 2006). Além disso, os ftalatos reduzem o nível de testosterona e espermatozoides epididimais, danificam as células germinativas e afetam negativamente os sistemas imunológico e respiratório (Kocaöz e Eroglu, 2014; Durmaz e Özmert, 2010). Em um estudo realizado com mulheres grávidas no segundo trimestre, foi encontrada uma relação negativa entre T4 livre e total. Foi relatado que a exposição a derivados de ftalatos em mulheres grávidas pode alterar a atividade da tireoide (Yaman et al., 2015; Huang et al., 2007). Não foi demonstrado que sprays de cabelo e esmaltes contendo ftalatos tenham efeitos nocivos em humanos. Entretanto, estudos em animais relataram que eles afetam o desenvolvimento sexual masculino e seu uso não é recomendado (Koniecki et al., 2011).

3.12.7. Parabenos

Eles são usados em produtos cosméticos, medicamentos e alimentos devido aos seus efeitos antimicrobianos. São produtos químicos preferidos devido aos seus níveis econômicos e de baixa toxicidade (Bülez e Uçtu, 2018). Parabenos ter estrogênico efeitos. Portanto, eles são mantido responsável para o etiologia do câncer de mama e infertilidade masculina. Segundo estudos, propil, metil e butil parabenos acredita-se que causam infertilidade masculina (Çaglar e Saral, 2014; Castelain e Castelain, 2012). Também foi relatado que eles desencadeiam o crescimento de células de câncer de mama humano (Çaglar e Saral, 2014; Tanr1verdi, 2013).

3.12.8. Voláteis

O uso de voláteis em produtos cosméticos como spray de cabelo, acetona, desodorante e esmalte de unha causa problemas de saúde. O uso desses produtos durante a gravidez causa atrasos no desenvolvimento e alterações dismórficas que começam no período intrauterino e continuam após o nascimento (Crinnion, 2010). Fenilenodiamina, aminofenol, etanolamina: Uso em altas doses dessas substâncias encontradas em tinturas de cabelo aumentam o risco de teratogenicidade em animais experimentais (Kaya e Özcan, 1999). Devido aos produtos químicos em tinturas permanentes, seu uso não é recomendado durante a gravidez, especialmente no primeiro trimestre. O uso de tinturas de cabelo durante a gravidez geralmente não é recomendado. O motivo para não recomendá-lo não está relacionado à absorção, mas aos efeitos negativos sobre o feto da inalação do vapor de amônio disperso ao redor. A tintura deve ser feita em um ambiente bem ventilado (Eken et al., 2014).

3.12.9. Peróxido

Acredita-se que o peróxido em clareadores dentais não faz mal a adultos se ingerido. No entanto, o clareamento dentário não é recomendado durante a gravidez porque seu efeito no feto é desconhecido (Koniecki et al., 2011).

3.12.10. Triclosan e Triclocarban

Triclosan e Triclocarban, encontrados em sabonetes e algumas pastas de dentes, têm efeitos antimicrobianos. Eles afetam negativamente as funções da tireoide e os hormônios reprodutivos (Elias et al., 1981).

3.12.11. Formaldeído

É usado como conservante em sabonetes, xampus, desodorantes e produtos de higiene bucal. É um produto químico usado como aditivo em endurecedores de unhas. Este produto químico tem efeitos nocivos e danifica as células reprodutivas, causa infertilidade primária e secundária (Blackmore-Prince, 1999), afeta negativamente afeta a gravidez e o desenvolvimento embrionário (Thrasher e Kilburn, 2001), causa anomalias como aborto espontâneo, bebês anêmicos e de baixo peso ao nascer (Halperin et al., 1983) e diminui a contagem e a quantidade de espermatozoides (Taskinen et al., 1994). Também foi relatado que tem efeitos nocivos nos sistemas nervoso, respiratório, cardiovascular, imunológico, pele e olhos (Chowdhury et al., 1992; Grupo de Trabalho do IARC sobre Avaliação de Riscos Carcinogênicos para Humanos, 2006).

3.12.12. Oxibenzona

Um produto químico encontrado em cosméticos com propriedades de proteção solar e bloqueio de raios ultravioleta. Embora tenha sido relatado que a oxibenzona causa baixo peso ao nascer, isso não foi comprovado por estudos extensivos. Desde estudos sobre o uso de produtos de bronzeamento durante a gravidez são limitados, seu uso não é recomendado durante este período (Koniecki et al., 2011).

3.12.13. Magnésio silicato

É encontrado em pós (talco). Estudos relatam que o pó aplicado na região perineal causa aumento no risco de câncer de ovário. A Agência Internacional de Pesquisa sobre o Câncer (IARC) relatou que o uso de talco perineal tem efeito cancerígeno (Çaglar e Saral, 2014). Segundo dados da literatura, até que se comprove que os efeitos dos produtos cosméticos na saúde da gestante, do feto e do recém-nascido são inofensivos, todos os produtos cosméticos deve ser abordado com desconfiança. O uso desses produtos durante a gravidez, exceto em casos de necessidade, deve não ser recomendado. Em ordem aumentar conhecimento sobre o usar de produtos cosméticos que podem causar alguns efeitos durante a gravidez, é necessário informar e conscientizar os profissionais de saúde (médicos, parteiras, enfermeiros, farmacêuticos) sobre o assunto. expiração datas de o cosmético produtos comprado deve ser verificado e atenção deve ser atentada se o produto está embalado e é de boa qualidade. Deve ser usado de acordo com a quantidade e instruções de uso recomendadas por profissionais de saúde.

CAPÍTULO 4

PELE ENVELHECIMENTO

4.1. O Papel de Prebióticos e Probióticos em Pele Envelhecimento

O envelhecimento é um processo normal no qual as mudanças biológicas, cronológicas e sociais nos estados fisiológicos e mentais dos indivíduos são irreversíveis (Demir, 2017). O envelhecimento causa deterioração estrutural, molecular e funcional na pele. Essa deterioração resulta em enrugamento, mudanças de cor (amarelamento, pigmentação irregular), frouxidão e inelasticidade. A derme envelhecida responde à pressão com aumento da rigidez e tecido inelástico. A revisão das propriedades mecânicas da pele é importante para avaliar o processo de envelhecimento. Existem muitas técnicas para propriedades mecânicas da pele com base em métodos de medição, como torção (85-89), sucção (90-96) ou extensão (Alexander e Cook, 1977). Pesquisar diferentes tipos de propriedades mecânicas da pele tornou-se muito importante nos últimos anos (Piérard, 1999). O envelhecimento da pele ocorre com sintomas como linhas finas, rugas, manchas e perda de elasticidade na pele; É um processo que ocorre com fatores como idade, exposição ao sol, fatores genéticos, tabagismo e hábitos alimentares. Devido aos efeitos nocivos de alguns produtos químicos usados em produtos para cuidados com a pele hoje em dia, os produtos naturais para cuidados com a pele estão cada vez mais tornando-se o foco das atenções. Os efeitos desses produtos naturais, prebióticos e probióticos, na saúde da pele e no envelhecimento são amplamente pesquisados. O fato de que os prebióticos e probióticos são naturalmente benéficos para a saúde da pele torna o uso desses produtos mais atraente. Portanto, produtos que contêm prebióticos e probióticos têm uma participação de mercado significativa na indústria de cuidados com a pele e estão se tornando cada vez mais populares nos últimos anos. Os prebióticos são compostos de carboidratos que estimulam o crescimento de bactérias benéficas no intestino e melhoram a saúde intestinal, enquanto os probióticos são bactérias benéficas para a saúde humana. Como resultado da revisão da literatura, foi determinado que os prebióticos fortalecem a barreira da pele, reduzem a inflamação da pele e neutralizam os radicais livres. Também foi observado que os probióticos ajudam a manter o equilíbrio microbiano em a pele, contribui para a reparação da barreira cutânea e reduz a inflamação da pele. Além disso, foi relatado que prebióticos e probióticos podem reduzir danos causados por raios UV e sinais de envelhecimento da pele (Kiroglu e Güllü, 2023). Probióticos são microrganismos vivos que contribuem positivamente para a saúde do hospedeiro quando administrados em quantidades suficientes (Maguire e Maguire, 2017). Prebióticos como galactooligossacarídeos (GOS) são considerados "alimentos" para bactérias benéficas. Eles também são componentes que afetam positivamente o hospedeiro ao estimular seletivamente o crescimento de uma ou de um número limitado de espécies bacterianas que têm o potencial de melhorar a saúde do hospedeiro (Al-Ghazzewi e Tester, 2014). Bactérias probióticas comumente usadas, como Gram-positivo Bifidobactéria e Lactobacilos, fazer não ter lipopolissacarídeos pró-inflamatórios (Ramsey e outros, (2016). Probióticos, qual significa 'para vida' e é usado para nomeiam microrganismos que têm efeitos benéficos em humanos e animais, foram definidos de muitas maneiras. Probióticos são microrganismos vivos que fornecem efeitos benéficos na saúde do hospedeiro quando consumido em quantidades adequadas (Organização das Nações Unidas para Agricultura e Alimentação, Organização Mundial da Saúde, 2006). Cepas pertencentes ao gênero Bifidobacterium e Lactobacillus estão entre as cepas bacterianas probióticas. Espécies pertencentes a gêneros bacterianos como levedura Saccharomyces, Bacillus, Enterococcus e Streptococcus também foram aceitas como probióticos (Boyle et al., 2011). Atividade probiótica é tradicionalmente associado ao intestino do hospedeiro. Os probióticos têm a capacidade de otimizar, manter e restaurar a microbiota da pele de diferentes maneiras, resultando em efeitos positivos na pele (Levkovich et al., 2013; Di Marzio e al., 2008; Krutmann, 2009; Tester e Al-Ghazzewi, 2012).

4.2. Prebióticos

Os prebióticos foram definidos como um ingrediente fermentado seletivamente que permite mudanças específicas tanto na composição quanto na atividade da microflora gastrointestinal que conferem benefícios o bem-estar e a saúde do hospedeiro (Roberfroid, 2007). O termo prebiótico foi desenvolvido para descrever carboidratos que, quando ingeridos, viajam para o cólon, onde apoiam o crescimento de organismos probióticos desejáveis. Carboidratos como inulina, frutooligossacarídeos, isomalto-oligossacarídeos, xilitol, glucomanano, galactooligossacarídeos, lactulose, rafinose, sorbitol, oligossacarídeos de soja e xilooligossacarídeos podem ser considerados prebióticos (Tomasik e Tomasik, 2003; Bateni et al., 2013; Fooks e Gibson, 2002; Su e outros, 2007). Em formulações cosméticas, o termo prebiótico pode ser usado para se referir a compostos que promovem a atividade e o crescimento da microbiota normal da pele (Krutmann, 2009). Por exemplo, frutooligossacarídeos e glucomananos são prebióticos que têm a capacidade de melhorar a saúde da pele (Al-Ghazzewi e Tester 2014; Bateni et al., 2013).

4.3. Simbióticos

Ambos probióticos e prebióticos pode ser usado juntos para melhorar saúde. O combinação de esses dois conceitos são chamados de simbióticos (Fooks e Gibson, 2002). Em um estudo conduzido em camundongos por Su et al. (2007), probióticos como Lactobacillus acidophilus LAFTI L10 (L10), Bifidobacterium lactis LAFTI B94 (B94) ou Lactobacillus casei L26 LAFTI (L26) foram administrados em adição a prebióticos como oligossacarídeo de soja (SOS), frutooligossacarídeo (FOS) e inulina. Os resultados do estudo mostraram que os prebióticos prolongaram o tempo de sobrevivência dos probióticos (Su et al., 2007). Simbióticos, qual ter o capacidade para otimizar, manter e restaurar o pele microbiota sistemicamente ou através tópico aplicações, ter positivo efeitos sobre saúde. Isto tem estive relataram que os simbióticos têm efeitos positivos no tratamento e prevenção de doenças gastrointestinais (Ritchie e Romanuk, 2012). No entanto, alguns estudos indicam que os simbióticos também podem ter efeitos em outras áreas além do intestino, e podem ter efeitos positivos especialmente na pele (Soheilifar et al., 2022; Kanitakis, 2002).

4.4. Pele Microbiota

Propionibacterium acnes, Propionibacterium avidum e Propionibacterium granulosum, Staphylococcus epiderme, Micrococos, Corynebacterium, Brevibactéria, Acinetobacter e alguns bacteriófagos, assim como espécies de leveduras Malassezia também são encontradas na pele. Staphylococcus aureus, Streptococcus pyogenes, Escherichia coli e Pseudomonas aeruginosa são comumente conhecidas, e o número e a diversidade de espécies microbianas na pele variam de acordo com as regiões do corpo (Fredricks, 2001; Kong e Segre, 2012; Maguire e Maguire, 2017). As espécies Propionibacterium e Staphylococcus são mais abundantes em regiões sebáceas, enquanto as espécies Corynebacterium e Staphylococcus são encontradas em regiões úmidas. Em regiões secas, é observada uma população bacteriana mista (Grice et al., 2008, Grice et al., 2009). Em um estudo realizado em oito voluntários saudáveis, Propionibacterium, Corynebacterium, Streptococcus, Staphylococcus e Malassezia foram encontrados em seis áreas do corpo, como testa, axilas, cotovelos internos , antebraços, pernas dianteiras e atrás das orelhas (Gao et al., 2010). Os pesquisadores mostraram que a maior contagem bacteriana estava na axila e a menor no antebraço. O estreptococo também foi considerado a bactéria mais comum na testa e atrás da orelha. As espécies de Corynebacterium foram consideradas dominantes na axila, enquanto Malassezia espécies eram encontrado em muito baixo números. Corpo áreas tal como as palmas e antebraços exibiram alta diversidade microbiana, enquanto outras áreas, como a testa, exibiram menos diversidade microbiana. Fatores como pessoas tocando diferentes superfícies com as mãos que continham vários microrganismos desempenharam um papel nessa diversidade (Costello et al., 2009). A testa é um ambiente rico em lipídios e tem uma ecologia especial. Portanto, pode suportar a colonização de P. acnes. P. acnes converte triglicerídeos em ácidos graxos livres. Esses ácidos graxos livres reduzem o nível de pH do ambiente e podem inibir o crescimento de muitos microrganismos como S. aureus (Shu et al., 2013; Thormar et al., 2007).

4.5. Relacionado à idade Mudanças em Pele Microbiota

A pele dos bebês é colonizada por microrganismos após o nascimento, e sua microbiota cutânea pode mudar rapidamente durante o primeiro alguns anos. Bacteriana espécies tal como Estafilococo epiderme e Staphylococcus aureus foram detectados na flora da pele de recém-nascidos. Também foi relatado que espécies de Corynebacterium, Bifidobacterium e Lactobacillus também podem ser encontradas na flora da pele (Derrick et al., 2017; Younge et al., 2018). Fatores ambientais, hábitos de higiene e dieta estão entre os fatores que podem afetar a microbiota da pele na infância. Durante a infância, vários microrganismos, como Staphylococcus, Streptococcus, Corynebacterium, Propionibacterium e espécies de Malassezia podem ser encontrados na flora da pele (Zhu et al., 2019). Alterações nos níveis hormonais durante a transição da infância para a adolescência podem causar alterações na microbiota da pele. O aumento das glândulas sebáceas durante a adolescência causa problemas de pele como acne. Durante neste período, mais óleo é produzido na pele e o número de bactérias como Propionibacterium acnes aumenta (Ying et al., 2015). A flora da pele adulta inclui microrganismos como Staphylococcus epidermidis, Staphylococcus aureus, Streptococcus, Corynebacterium, Propionibacterium e espécies de Malassezia. Na velhice, a a pele pode ficar mais seca, o sistema imunológico pode enfraquecer e a função de barreira natural da pele pode ser afetada. Alterações na microbiota da pele podem ocorrer com sinais de envelhecimento. Na velhice, as espécies Staphylococcus, Streptococcus, Corynebacterium e Cutibacterium ainda estão presentes na flora da pele, enquanto em alguns casos, menos espécies de Malassezia também podem estar presentes (Oh et al., 2012; Luna, 2020). Uma das mudanças mais óbvias vistas com o envelhecimento é o nível de sebo. A quantidade decrescente de sebo faz com que os microrganismos existentes diminuam e abre caminho para o estabelecimento de novas espécies (Luna, 2020). Um estudo descobriu que a diversidade de espécies na pele de mulheres mais velhas era maior do que a de mulheres mais jovens. A quantidade de sebo na testa de mais velho mulheres era encontrado para ser aproximadamente metade que de mais jovem mulheres. UM correlação positiva também foi observada entre a abundância de Propionibacterium na testa níveis de pele e sebo. A diminuição do sebo resultou em uma diminuição de Propionibacterium e na colonização de outras espécies na pele (Shibagaki et al., 2017). Além das mudanças relacionadas à idade trazidas pelo envelhecimento, fatores ambientais e sociais, mudanças em nossos hábitos, estresse, uso de antibióticos, exercícios e diferentes mudanças hormonais relacionadas à idade causam mudanças na microbiota da pele. Outro estudo descobriu que vários fatores, incluindo demografia, estilo de vida, fatores fisiológicos, sebo, pH da pele, uso de antibióticos orais, uso excessivo de álcool, exercícios, proteção solar, rugas e etnia, afetam a microbiota da pele relacionada à idade (Dimitriu et al., 2019).

4.6. Efeitos de Oral Probióticos e Prebióticos sobre Pele Saúde e Sinais de Pele Envelhecimento

Os suplementos alimentares probióticos contêm microrganismos vivos que alteram o microbioma do hospedeiro, enquanto os suplementos alimentares prebióticos contêm ingredientes não digeríveis que estimulam as bactérias existentes. Os suplementos probióticos e prebióticos começaram a ser usados para regular o sistema digestivo e proteger a saúde da pele. Os probióticos e prebióticos têm efeitos como a prevenção perda de umidade da pele e fornecimento de umidade à pele. Além disso, seus efeitos na saúde da pele, como equilibrar o nível de sebo da pele, melhorar o nível de pH da pele e melhorar os danos à pele causados por UV e prevenir danos futuros também são promissores. A administração oral de probiótico Bifidobacterium breve e galactooligossacarídeos prebióticos (GOS) por 4 semanas foi relatada como aumentando a hidratação da pele e melhorando a aparência facial geral. Acredita-se que altos níveis de fenol intestinal estejam associados à diminuição da hidratação da pele e à queratinização prejudicada. Nesse contexto, a urina inferior níveis de fenol e p-cresol foram detectados como resultado do uso de produtos prebióticos e probióticos. Assim, acredita-se que efeitos benéficos sobre a pele ocorram. Esses resultados indicam que bebidas lácteas fermentadas contendo probióticos e prebióticos podem ter um efeito positivo na hidratação e aparência da pele e que a flora intestinal pode desempenhar um papel modulador na saúde da pele (Mori et al., 2016; Miyazaki et al., 2014). Em um estudo, foi determinado que a administração oral do probiótico Lactobacillus plantarum HY7714 por 12 semanas aumentou a hidratação da pele facial, reduziu significativamente a perda transepidérmica de água (TEWL), aumentou o brilho e a elasticidade da pele e reduziu os sinais de envelhecimento fotográfico (Lee et al., 2015). A administração oral de um suplemento alimentar contendo o probiótico Lactobacillus johnsonii e carotenoides por 10 semanas demonstrou proteger a pele de danos cutâneos prematuros induzidos por UV e reduzir os sinais de danos cutâneos induzidos por UV desencadeados pela exposição solar artificial ou natural (Bouilly-Gauthier et al., 2010). O consumo oral de um prebiótico contente contendo lactulose e GOS talvez um novo abordagem dietética para pele cuidado. Na verdade, um estudo descobriu que 4,5 gramas de prebiótico consumidos por via oral durante 8 semanas reduziram a duração e profundidade de facial rugas. Em adição, isto era observado que 1 grama de GOS levado oralmente por 12 semanas aumentou a hidratação da pele e reduziu o aparecimento de rugas. Os resultados do estudo sugerem que as alterações nos intestinos podem levar a alterações na pele (Jung et al., 2017; Hong et al., 2017). Os probióticos tomados por via oral também são usados no tratamento de doenças de pele, como dermatites e positivo resultados são visto. UM estudar conduzido por Weston e e outros. incluído 56 crianças com dermatite atópica (DA) moderada a grave e as dividiram em dois grupos. As crianças do primeiro grupo receberam o probiótico 1x109 Lactobacillus fermentum VRI-033 PCC duas vezes ao dia durante 8 semanas. O segundo grupo recebeu uma quantidade equivalente de placebo pelo mesmo período. A Escala de Gravidade da Dermatite Atópica é uma escala usada para determinar a eficácia de o tratamento. De acordo com a pontuação da Escala de Gravidade da Dermatite Atópica, o grupo probiótico apresentou maior melhora em comparação ao grupo placebo (Weston et al., 2005). Em adição, o usar de probióticos acelera ferimento cura. Isto pode lento abaixo pele envelhecimento ajudando para restaurar o equilíbrio entre radical livre catadores e livre radical produção (Baba et al., 2006; Bekiaridou et al., 2021; Yadav et al., 2007; Kodali e Sen, 2008).

CAPÍTULO 5

COSMÉTICO PRODUTOS E MULHERES SAÚDE

Cosméticos são produtos que cuidam das partes externas do corpo humano, como cabelos, epiderme, unhas, lábios, ou limpam as partes internas, como dentes e boca, mudam sua aparência e as fazem cheirar bem (Demirezer, 2008). Desde os tempos antigos, as pessoas têm usaram esses produtos para se tornarem mais bonitas, para parecerem saudáveis e atraentes (Kandi et al., 2012). Os cosméticos usados para ter uma pele bonita, saudável, bem cuidada e lisa aumentam a autoconfiança das mulheres e afetam positivamente seu bem-estar físico e mental (Karaduman, 2003; Yazan, 2010). Como o conceito de beleza tem sido intimamente relacionado às mulheres ao longo da história, o setor de cosméticos tem tomado esse grupo como público-alvo (Karaduman, 2003; Batl, 2010; Papatya e Karaca, 2011). Geralmente, as mulheres são frequentemente usadas na mídia escrita e visual para promover produtos cosméticos (Batl, 2010). O interesse da mídia escrita e visual neste assunto, o desejo dos indivíduos de se preocuparem com sua aparência, o aumento do número de centros de beleza e os rápidos desenvolvimentos no setor de cosméticos aumentaram significativamente a demanda pelo consumo de produtos de cuidados pessoais (Gökdemir e outros, (2008). Hoje em dia, os cosméticos são usado para olhar lindo e atraente. No entanto, o desejo de reduzir os sinais visíveis do envelhecimento crônico e fotoenvelhecimento levou as pessoas a novas pesquisas. Em linha com esses desejos, produtos cosmecêuticos que reduzem linhas e rugas, previnem a descoloração e aumentam a aparência suave da pele começaram a ser desenvolvidos rapidamente (Choi e Berson, 2006). Muitas substâncias que aceleram a cicatrização de feridas e são consideradas eficazes em alguns processos metabólicos foram adicionadas a esses produtos e enriquecidas. Produtos cosméticos não são apenas para melhorar aparência. Eles também são produtos que são oferecidos para uso de uma forma que pode criar um efeito no nível celular por adicionando antioxidantes, fatores de crescimento, peptídeos, polissacarídeos, extratos vegetais e substâncias clareadoras da pele (Özer, 2008). Considerando seus efeitos, os cosméticos modernos de hoje não se encaixam mais na definição clássica de cosméticos. Os cosméticos modernos consistem em cosmecêuticos ou cosméticos ativos, que são um novo grupo entre medicamentos e cosméticos (Kandi et al., 2012; Karaduman, 2003; Yazan, 2010). Em nesta seção, os efeitos de algumas substâncias químicas presentes nos produtos cosméticos sobre a saúde das mulheres saúde são discutido com atual pesquisar, e isto é mirado para aumentar o conscientização da sociedade sobre produtos cosméticos.

5.1. Cosméticos, Cosmecêutica E Medicação

Os cosméticos são produtos com uma estrutura muito complexa devido às substâncias químicas em sua composição (Borlu, 2012). Os dermatologistas dividem esses produtos em três grupos: cosméticos, medicamentos e cosmecêuticos. Drogas são definido como produtos que evitar doenças, tratar eles e aliviar os sintomas (Millikan, 2001). Os cosméticos, por outro lado, são compostos que não têm propriedades terapêuticas, mas limpam e melhoram a aparência da pele, ao contrário dos medicamentos. Os cosmecêuticos são produtos que estão entre os medicamentos e os cosméticos (Demirezer, 2008; Karaduman, 2003; Çomoglu, 2012). Os cosmecêuticos são preparações que têm uma função cosmética efeito alterando positivamente a estrutura e as funções da pele por meio de efeitos biofisiológicos (Yazan, 2010). Por exemplo, cosméticos e cosmecêuticos causam resultados diferentes quando aplicados na pele, o maior órgão do nosso corpo. Fatores externos como radiação solar, ar frio e poluído causam alterações na estrutura do DNA, colágeno e membrana celular da pele e aceleram o processo de envelhecimento. Produtos cosméticos aplicados topicamente na pele não têm a capacidade de prevenir ou curar esses danos. No entanto, os produtos cosmecêuticos podem afetar as funções biológicas de o pele devido para os ingredientes eles contém (Özer, (2008). Lá são algumas diferenças entre cosmecêuticos e medicamentos. A Food and Drug Administration (FDA) americana submete os medicamentos a vários testes e avaliações de seus ingredientes antes de serem lançados no mercado para garantir a segurança humana (Kar1ncaoglu, 2012; Russ, 2009). No entanto, infelizmente, esses testes rigorosos e meticulosos conduzidos para medicamentos não são válidos para cosméticos e produtos cosmecêuticos (Choi e Berson, 2006; Kar1ncaoglu, 2012; Russ, 2009). é afirmou que muitos químico compostos são usado em cosmético produtos hoje. Embora seja afirmado que algumas das substâncias encontradas em cosméticos têm baixa toxicidade e podem ser usadas com segurança, a confiabilidade e os efeitos colaterais de algumas substâncias não são suficientemente conhecidos (Borlu, 2012; Castanedo-Tardan e Zug, 2009; Scheman, 2000). Portanto, é importante para a proteção da saúde humana que os produtos cosméticos sejam controlados, submetidos a testes rigorosos e que regulamentações legais sejam feitas, assim como os medicamentos.

5.2. Efeitos De Alguns Químico Produtos Em Cosméticos Sobre mulheres Saúde

Produtos químicos entram em nossos corpos através da pele, inalação ou boca. Os efeitos nocivos dos produtos químicos no corpo ocorrem depois que eles se acumulam e atingem um certo valor limite. Os efeitos negativos dos produtos químicos em saúde varia dependendo em sua solubilidade, o tipo de substância exposta, a duração da exposição, a maneira como são absorvidos pelo corpo, o valor do pH e a quantidade ingerida. Além disso, alguns elementos têm um efeito sinérgico com outros produtos químicos, o que significa que podem ser mais prejudiciais ao corpo (Bakar e Baba, 2009). Os períodos mais sensíveis para o encontro de produtos químicos prejudiciais à saúde humana são a infância, a puberdade e a gravidez. Quando esses produtos químicos são encontrados durante a gravidez, muitos efeitos negativos podem ocorrer. Essas substâncias não podem ser tornadas inofensivas pela placenta e podem causar problemas de desenvolvimento distúrbios em o endócrino ou muitos outro sistemas de o feto (Durmaz e Özmert, 2010). Por exemplo, a exposição ao ftalato (2-etilhexil) ou seus metabólitos monoésteres, encontrados em muitos produtos cosméticos, como sabonetes, produtos de limpeza, produtos para o cabelo, sprays de ambiente, loções e esmaltes, durante a gravidez, pode causar anomalias no sistema reprodutivo. sistema do feto (Durmaz e Özmert, 2010; Koniecki et al., 2011). Também foi afirmado que os ftalatos reduzem os níveis de testosterona e espermatozoides epididimais, danificam as células germinativas e afetam negativamente os sistemas imunológico e respiratório (Koniecki et al., 2011). Também se pensa que, à medida que a variedade de produtos cosméticos usados aumenta, a quantidade de ftalatos expostos também aumenta, e isso afeta negativamente a saúde (Russ, 2009). Na Europa e na América, o uso de ftalatos, que causaram vários problemas de saúde, como o sistema reprodutivo, foi restringido e seu uso em produtos infantis foi proibido (Koniecki et al., 2011). Em um estudo conduzido na Coreia do Sul, cosméticos em quatro categorias diferentes (produtos para cuidados com os cabelos, desodorantes, perfumes e esmaltes) foram examinados e foi determinado que ftalatos foram encontrados em 102 produtos (Koo e Lee, 2004). De acordo com os resultados do estudo, mulheres deve definitivamente examinar o cosmético produtos eles usar em termos de deles conteúdo e verificar se eles contêm componentes nocivos. Eles também devem ficar longe de substâncias químicas que podem afetar o feto durante a gravidez. Há necessidade de estudos para ser conduzido por profissionais de saúde para incluir os efeitos dos produtos cosméticos na saúde em seus serviços de assistência pré-natal. Para determinar os efeitos nocivos das substâncias químicas na saúde humana, é importante saber a dose diária dessa substância

(Koniecki et al., 2011) e a dose segura da quantidade ingerida pelo corpo (Russ, 2009). O limite de tolerância diária recomendado por organizações internacionais de saúde para o mercúrio é de 43 microgramas (Pehlivan e Pehlivan, 1993).

Estudos devem ser conduzidos para estabelecer padrões para doses seguras utilizáveis de todos os produtos químicos em cosméticos. Esses padrões serão benéficos para a proteção da saúde dos usuários. Esses produtos químicos sintéticos em cosméticos são classificados em quatro grupos: disruptores endócrinos, metais pesados, petroquímicos e irritantes (Russ, 2009). São eles:

5.2.1. Endócrino Disruptivo Produtos químicos

Os desreguladores endócrinos são substâncias ou misturas tomadas externamente que causam problemas de saúde ao alterar o funcionamento do sistema endócrino em um organismo saudável (Goldman et al., 2000). Os desreguladores endócrinos podem ser colocados em produtos cosméticos (Russ, 2009). As substâncias triclosan e triclocarbon são desreguladores endócrinos encontrados em cosméticos como sabonete, xampu, pasta de dente, enxaguantes bucais e cremes. Esses produtos químicos são incluídos em produtos cosméticos devido para deles antibacteriano Propriedades (Liu e Wu-Ou, (2012). Isto é enfatizado que triclosan causa dermatite de contato (fotoalérgica), reações imunotóxicas e neurotóxicas e efeitos androgênicos fracos (Glaser, 2004). Devido aos danos que as substâncias triclosan e triclocarbono causam à saúde humana e ao meio ambiente, seu uso foi restringido. Regulamentações legais foram introduzidas para sua inclusão em produtos cosméticos em 0,3% e 0,2%, respectivamente (Liu e (Wu, 2012). Os parabenos, que são usados para fins antimicrobianos em produtos cosméticos, são usados como desreguladores endócrinos (Ballesta et al., 2009). Os parabenos são encontrados em produtos de cuidados pessoais como xampus, condicionadores, loções, produtos de limpeza facial e géis de banho (The Campaign for Safe Cosmetics, Parabens, 2013). Os parabenos desencadeiam dermatite alérgica de contato em indivíduos que consomem produtos cosméticos (Ballesta et al., 2009). Estudos indicam que pode haver pode haver uma relação entre a presença de parabenos no tecido mamário e o câncer de mama (Darbre et al., 2004; Epstein, 2006). Os ftalatos são desreguladores endócrinos adicionados a produtos cosméticos, como como esmalte de unha e spray de cabelo para dar consistência (Russ, 2009). Ésteres de ftalato têm disruptores endócrinos no desenvolvimento sexual de meninas e meninos. Também foi relatado que eles causam desenvolvimento puberal precoce em meninas (Pehlivan et al., 1993). Há uma necessidade de organizar programas educacionais para pais e adolescentes sobre os efeitos nocivos do esmalte de unha e spray de cabelo uso, que começa em uma juventude idade e aumenta gradualmente, na saúde humana e para apoiar a educação com materiais visuais e impressos. Nitrosaminas, que são adicionadas aos cosméticos para ajustar o pH e o equilíbrio da umidade, foram aceitas como cancerígenas substância em experimentos com animais e são responsáveis pelo desenvolvimento de câncer em humanos. Os produtos químicos que usamos para proteger nossa pele dos raios ultravioleta nocivos do sol são frequentemente encontrados em produtos cosméticos. Esses produtos químicos adicionados aos produtos cosméticos se acumulam no corpo devido à sua capacidadc de serem armazenados na gordura. Essas substâncias usadas como protetores solares em cosméticos, como bezofenona-3, homosalato, 4-metilbenzilideno cânfora, octil-metoxicinamato e octil-dimetil PABA, são absorvidos diretamente pela pele e passam para a urina e o leite materno (Goldman et al., 2000).

5.2.2. Pesado Metais

Hoje, a relação entre o uso de metais e a saúde está sendo investigada (Bakar e Baba, 2009). Metais como chumbo, cobalto, níquel, ferro, bismuto e arsênico são frequentemente usados como agentes corantes em tinturas de cabelo. Esses metais pesados podem fazer com que o cabelo quebre facilmente, fique danificado e opaco (Karaduman, 2003). O chumbo pode causar polineuropatia, encefalite, anemia, hipertensão, câncer, infertilidade e deterioração dos rins e do sistema imunológico (Bakar e Baba, 2009; Tekbaı , 2006). Um estudo enfatizou que há uma relação entre o chumbo e atrasado puberal desenvolvimento. Exposição para liderar durante gravidez pode causar aborto espontâneo, natimorto, baixo peso ao nascer e bebês com retardo mental (Tekbaı , 2006). As informações limitadas sobre a quantidade de metais pesados, como chumbo, acumulados no corpo podem prejudicar a saúde também preocupam os usuários. Portanto, mais pesquisas sobre metais pesados são necessárias. O alumínio é conhecido por ser uma substância tóxica, além de ter propriedades antitranspirantes cosméticas (prevenindo a transpiração em produtos). Foi relatado que alumínio, arsênio, mercúrio, cobre, cobalto, cádmio, níquel e cromo têm efeitos genotóxicos nas células do tecido mamário (Darbre, 2006). Esses resultados revelam a importância do consumo consciente de produtos cosméticos na proteção contra o câncer de mama, que é frequentemente visto em mulheres, bem como outros tipos de câncer. Os efeitos dos metais pesados na saúde humana são mostrados na Figura 6 (Hameed et al., 2020).

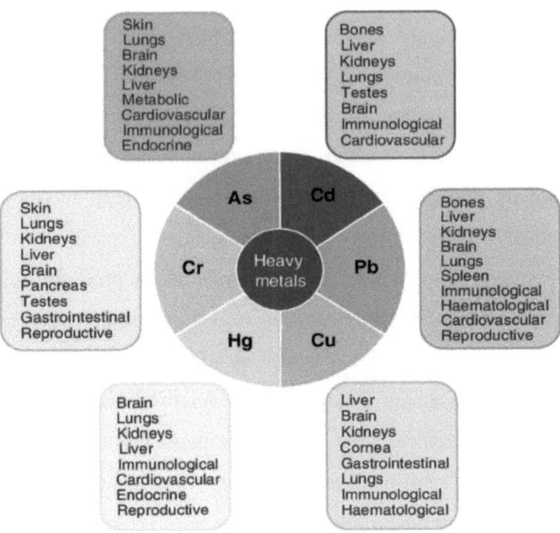

Figura 6. Efeitos de metais pesados sobre humano saúde (Hameed e outros, (2020)

5.2.3. Petroquímicos

Hidratantes, loções e muitos outros produtos cosméticos são produtos cosméticos que contêm vários amaciantes químicos derivados do petróleo (Russ, 2009). O 1,4-dioxano é usado com bastante frequência nesses produtos. O 1,4-dioxano é rapidamente absorvido pela pele e pode causar câncer e defeitos congênitos em humanos. O 1,4-dioxano é conhecido por ser cancerígeno. Essa substância, encontrada em produtos como xampu e gel de banho para bebês, pode ter efeitos tóxicos nos rins, sistemas nervoso e respiratório (The Campaign for Safe Cosmetics. 1,4 Dioxane, 2013). Os efeitos dos produtos petroquímicos na saúde são mostrados na Figura 7 (Xiao et al., 2024).

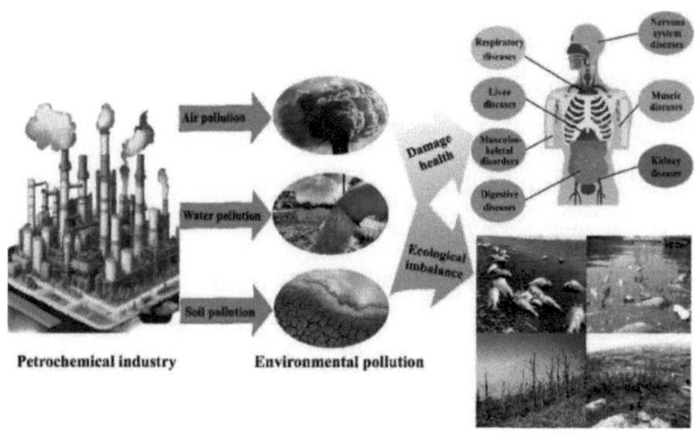

Figura 7. Saúde efeitos de petroquímicos (Xiao e outros, (2024)

Solventes em produtos cosméticos estão entre as substâncias petroquímicas. Quando expostos a solventes por um longo tempo, podem causar danos ao cérebro e ao sistema nervoso, pele, células sanguíneas, sistemas reprodutivos feminino e masculino, fígado e rins. Além disso, solventes levados para o corpo por inalação ou pele podem causar abortos espontâneos ou mortes fetais durante a gravidez (Karadag, (2005). Isto é de ótimo importância para conduta estudos que revelar o relação entre produtos petroquímicos em produtos cosméticos e câncer e outras doenças sistêmicas.

5.2.4. Irritantes

Substâncias irritantes encontradas em cosméticos têm efeitos nocivos significativos nos sistemas do corpo. Substâncias cosméticas como hidroquinona, lauril sulfato de sódio e formaldeído encontradas em produtos de cuidados pessoais podem ter um efeito irritante nos sistemas do corpo (Russ, 2009). O formaldeído é usado para a identificação e armazenamento de longo prazo de cadáveres sem deterioração, e para a fixação de amostras de histologia e patologia no laboratório. Além disso, o formaldeído é encontrado na estrutura de revestimentos em odontologia, em vários medicamentos e soluções de hemodiálise (Ünsaldl e Çiftçi, 2010). Também é usado para estender a vida útil de produtos cosméticos. O formaldeído é adicionado a descolorantes de cabelo e agentes de modelagem, esmaltes e adesivos para unhas, produtos de higiene oral, xampus e sabonetes líquidos para o corpo (Russ, 2009; Kireche et al., 2010; A Campanha para Cosméticos Seguros. Formaldeído e formaldeído-liberando conservantes, 2013). O formaldeído é um produto químico que irrita a pele e o trato respiratório. Também é declarado por muitos especialistas que é um carcinógeno humano (The Campaign for Safe Cosmetics. Formaldehyde and formaldehyde-releasing preservatives, 2013). É enfatizado que o formaldeído causa mutação genética, erros cromossômicos e quebras de fita simples, e que é teratogênico, embriotóxico, mutagênico e carcinogênico. Mesmo pequenas quantidades de formaldeído podem causar sintomas tóxicos, como falta de ar, tosse, chiado e sensação de queimação no nariz e na garganta (Ünsaldl e Çiftçi, 2010). Portanto, o uso desses produtos requer treinamento especial. A hidroquinona é usada em produtos cosméticos como um afinador de pele. Esta substância faz com que o pigmento melanina diminua, aumentando a suscetibilidade a cânceres de pele. A hidroquinona pode ter efeitos tóxicos nos sistemas imunológico, reprodutivo e de crescimento (The Campaign for Safe Cosmetics. Hydroquinone, 2013). O lauril sulfato de sódio, que tem propriedades irritantes, é usado como um agente espumante em xampus e sabonetes. Quando exposto ao lauril sulfato de sódio, podem ser observadas sensações de queimação nos olhos, erupções cutâneas no couro cabeludo e na pele (Löffler et al., 2001).

Isto vai ser importante para indicar o proporções de químico componentes usado sobre cosmético e cuidados pessoais produto pacotes e como muito deve ser usado diariamente em ordem para reduzir ou eliminar todos esses riscos à saúde. Assim, os riscos serão eliminados. Produtos cosméticos serão usados com segurança.

CAPÍTULO 6

ABORDAGENS COSMÉTICAS ANTI-ENVELHECIMENTO E INGREDIENTES DE PRODUTOS

A história dos cosméticos, que são produtos de limpeza e cuidados pessoais, remonta a tempos muito antigos (Draleos, 2012; Schneider e outros, 2005; Klı lalloglu, (2004). Hoje em dia, o pesquisar de os componentes dos produtos cosméticos, que são elementos indispensáveis do cuidado diário, tornaram-se muito importantes para os efeitos esperados ou direcionados. Portanto, a produção de novos produtos cosméticos trouxe o uso de novas tecnologias (Kaymak e Tlrnakslz, 2007; Tlrnakslz, 2006; Tarlmcl, 2006; Yazan, 2008; Chasteen et al., 2011; Grossman, 2005). O envelhecimento da pele é um processo biológico natural que se desenvolve e ocorre distintamente em diferentes órgãos, tecidos e células ao longo do tempo por diferentes vias. O envelhecimento da pele é um processo biológico complexo que é causado pela combinação de fatores intrínsecos e extrínsecos. Os fatores intrínsecos incluem eventos metabólicos, fatores genéticos, metabolismo celular e hormônios. Os fatores extrínsecos incluem exposição constante à luz, poluição, radiação, produtos químicos e toxinas (Cevenini et al., 2008). Esses fatores causam mudanças fisiológicas e estruturais na pele. Além disso, eles também podem causar alterações na aparência externa da pele. A pele envelhecida geralmente apresenta efeitos como flacidez, afinamento, perda do brilho da pele, perda da tensão da pele, perda de elasticidade, manchas, afinamento da epiderme e rugas (Chasteen et al., 2011). A diminuição da quantidade de colágeno em o pele como um resultado de aumentou colágeno destruição devido para vários fatores é considerado um fator importante no surgimento de sinais de envelhecimento (Contet-Audonneau A diminuição da quantidade de glucosamina glicana (GAG) e ácido hialurônico na pele é muito importante para o envelhecimento cutâneo (Bernstein et al., 1996; Elsner e Maibach, 2005). Os três principais componentes da derme, colágeno, GAG e elastina, têm sido objeto de muitos estudos científicos como agentes de envelhecimento e estão incluídos em muitos produtos, desde cremes antirrugas até preenchimentos de pele (Baumann, 2007). Na clínica, o conceito de "parecer melhor" não significa "parecer mais jovem". Portanto, ao determinar abordagens antienvelhecimento apropriadas para indivíduos, muitos fatores como idade da pessoa, procedimentos e operações anteriores, estado geral de saúde, tipo de pele e estilo de vida devem ser levados em consideração.

6.1. Pele Envelhecimento

O envelhecimento da pele pode ser examinado em dois grupos (Chasteen et al., 2011; Trelles, 2006; Merinville, 2010; Prahl et al., 2008; Lademann et al., 2011).

a) Envelhecimento Intrínseco (envelhecimento natural em função do tempo): Abrange o período que se inicia com a desaceleração de célula renovação devido para cronológico e genético razões e continua com sua cessação. A quantidade de ceratinócitos e fibroblastos acumulados na pele aumenta com o tempo. O tecido endurece, rugas se formam e a taxa de envelhecimento aumenta (Chasteen et al., 2011).

b) Envelhecimento Extrínseco (envelhecimento prematuro da pele devido a vários fatores independentes do tempo): Envelhecimento que ocorre devido a fatores de estresse ambiental, como condições climáticas, poluição do ar, raios solares ou uso inconsciente de produtos que entram em contato com a pele. A exposição aos raios UV causa a formação de radicais livres e danifica a estrutura do colágeno e da elastina. Como resultado, a renovação celular diminui, hiperpigmentação, ressecamento e rugas ocorrem. O ressecamento ocorre quando a pele perde umidade devido ao envelhecimento intrínseco e extrínseco. No entanto, na velhice, as proteínas do tecido conjuntivo na pele diminuem devido a razões hormonais (Chasteen et al., 2011; Trelles, 2006; Merinville, 2010; Prahl et al., 2008). Os sinais de envelhecimento intrínseco incluem aparência de pele fina e transparente, linhas finas, diminuição da resposta eritematosa aos raios UV devido ao aumento da espessura da pele, sardas relacionadas à idade devido à pigmentação, órbitas oculares e bochechas afundadas devido à diminuição de células de gordura na camada subcutânea, pele seca, clareamento da pele devido à diminuição da contagem de melanócitos e diminuição da microcirculação e elasticidade da pele (Trelles, 2006; Prahl et al., 2008; Lademann et al., 2011).

6.2. Antienvelhecimento Abordagens

É muito importante tomar precauções contra fatores ambientais que causam danos a pele. Em primeiro lugar, a perda de umidade da camada do estrato córneo deve ser evitada. Se a produção de hidratação natural fatores (NMF) nesta camada diminuíram, a umidade deve ser reposta e a perda de água deve ser evitada.

Para esse propósito, produtos contendo hidratantes naturais, proteínas do tecido conjuntivo e biofatores podem ser usados. Nos últimos anos, a adição de hidratantes naturais às formulações tem sido notável. Para esse propósito, ureia, ácido láctico, pirrolidona carboxilato de sódio, colágeno, elastina, mucopolissacarídeos, reticulina, retinol/ácido retinóico (também conhecido como vitamina A) e alfa-tocoferol (também conhecido como vitamina E) são frequentemente usados (Trelles, 2006). Essas substâncias podem ser encontradas em formulações clássicas, como cremes, loções, soluções, bem como em sistemas carreadores especiais. Produtos projetados para fins cosméticos são geralmente preparados para fins antienvelhecimento e/ou contêm sistemas carreadores inovadores. Novos produtos antienvelhecimento contêm ingredientes ativos que protegem a pele de fatores externos e renovam as células. Como estão localizados entre cosméticos e medicamentos, expressões como drug-like, functional cosmetics, cosmeceutical, dermacosmetic podem ser usadas para descrever tais produtos (Yenilmez e Yazan, 2010; Kerscher, 2009). Em tais produtos cosméticos, nanossomos, lipossomos, niossomos, fitossomos, ciclodextrinas ou oleossomos podem ser usados como operadora sistemas e produtos com longo prazo efeitos pode ser preparado. Lá são preparações comerciais de lipossomas preparadas com diferentes ingredientes ativos. Lipossomas podem ser formulados em soluções, géis e emulsões. Além disso, os ingredientes ativos que eles contêm podem ser administrados na pele de forma controlada (Yenilmez e Yazan, 2010). A pele que cobre a superfície externa do corpo tem uma estrutura anatômica de três camadas, cuja cor, espessura e durabilidade variam de acordo com as pessoas que vivem em diferentes regiões geográficas (Trelles, 2006). A epiderme é a camada mais externa da pele, constituído por tecido epitelial queratinizado dispostos uns sobre os outros e células queratinócitos vivas encontrado em o vivendo camada. O grande maioria de cosmético produtos alvo esse camada (Chasteen et al., 2011; Trelles, 2006). A camada da derme, localizada sob a epiderme, contém vasos sanguíneos, canais linfáticos, folículos pilosos, nervos e glândulas sudoríparas. A pele saudável é uma camada de barreira que protege contra desidratação, penetração de microrganismos, alérgenos, irritantes, espécies reativas de oxigênio e radiação. Portanto, cuidados diários com a pele devem ser feitos para aumentar a regeneração, elasticidade e firmeza da pele (Tabata et al., 2000; Lübbe, 2000). A regulação da degradação do colágeno e da elastina é muito importante na prevenção de rugas. Os componentes estruturais da derme são colágeno, elastina, glicosaminoglicanos e água. Em essa camada, o ácido hialurônico, molécula responsável pela capacidade de retenção de água da pele, é encontrada dentro da rede de colágeno. A maior mudança na quantidade de ácido hialurônico epidérmico ocorre na velhice (Chasteen et al., 2011; Trelles, 2006).

6.3. Sol Proteção e Sistêmico Antioxidantes

Para eliminar e retardar os sinais do envelhecimento, antes de tudo, é necessário para fazer os cuidados diários corretos com a pele e usar os produtos de proteção solar corretos. Danos crônicos causados pelo sol causam fotoenvelhecimento. As abordagens desenvolvidas contra o fotoenvelhecimento incluem proteção contra o sol, prevenção ou redução da absorção da radiação UV pela pele com protetores solares, redução e neutralização da formação de radicais livres usando antioxidantes e inibição da síntese de colagenase e aumento da produção de colágeno usando retinoides (Baumann, 2007; Trautinger, 2001). Estudos têm mostrado que uma dieta saudável e equilibrada retarda o envelhecimento da pele e proporciona uma aparência saudável a pele. Os antioxidantes podem neutralizar espécies reativas de oxigênio (Berger, 2005). Vitamina E, vitamina C, carotenoides, cobre e selênio são as substâncias antioxidantes sistêmicas mais conhecidas (Marini, 2011; Fusco et al., 2007; Terada et al., 1999).

6.4. Tópico Substâncias Usado Para Deles Antienvelhecimento Propriedades

6.4.1. Colágeno, Elastina e Componentes Que Apoiar Esses Estruturas

Hoje, muitos produtos antienvelhecimento contendo colágeno e/ou elastina estão disponíveis no mercado (Trelles, 2006). Rugas na pele envelhecida podem ocorrer na epiderme superficial ou devido à destruição de colágeno ou elastina na derme (Vedamurthy, 2006). Os lipídios intracelulares encontrados na camada do estrato córneo têm grande importância e função em fornecer a aparência jovem da pele (Chasteen et al., 2011; Merinville, 2010; Kim et al., 2012; Cernasov, 2008). Os ingredientes ativos antienvelhecimento incluem regeneradores e reparadores celulares, substâncias que fornecem reparo à derme, hidratantes e preenchedores, aqueles que aumentam a elasticidade da pele estimulando a síntese de colágeno, antioxidantes e aqueles que protegem contra o fotoenvelhecimento. Substâncias antioxidantes e reguladoras celulares podem ser encontradas na composição de formulações antienvelhecimento. Substâncias antioxidantes como vitaminas, polifenóis e flavonoides reduzem a degradação do colágeno. Reguladores celulares como retinóis, peptídeos e fatores de crescimento aumentam a síntese de colágeno. As vitaminas C, B3 e E são substâncias que podem penetrar facilmente nas células devido devido ao seu pequeno peso molecular (Bissett et al., 2004). A vitamina C é usada como um agente antienvelhecimento em concentrações de aproximadamente 5-15%. Seu efeito foi observado em aumentar quando usado em combinação com Vitamina E

(Kerscher e Rocha do Buntrock, 2011; Murray e outros, (2008). A vitamina B3 é usada como um agente antienvelhecimento em concentrações de aproximadamente 5% (220). Foi observado que ela é eficaz na elasticidade da pele, eritema e pigmentação (Bissett et al., 2004; Kerscher e Buntrock, 2011; Haftek et al., 2008). A vitamina E é uma vitamina antioxidante usada em concentrações de aproximadamente 2-20%. É usada contra fotodanos e para regular o equilíbrio de umidade da pele (Zhai et al., 2005). O pantenol, conhecido por seus efeitos revitalizantes e restauradores no cabelo e na pele, tem um efeito umectante aumentando a absorção de umidade no corpo. Também suaviza a pele seca e a torna mais elástica (Chasteen et al., 2011). Entre os ácidos e derivados que são geralmente de origem natural, ácido hialurônico, a-hidroxiácidos, B-hidroxiácidos, ácido salicílico e seus sais, ácido caprílico e seus derivados podem ser contados. Destes, o ácido hialurônico é um mucopolissacarídeo estruturado em carboidrato que é naturalmente encontrado no tecido conjuntivo, tecido epitelial e tecido nervoso do corpo humano. O ácido hialurônico é um dos componentes importantes da matriz extracelular e desempenha um papel fundamental na proliferação e migração celular. 50% do ácido hialurônico encontrado no corpo é encontrado nas partes superiores das camadas dérmica e epidérmica da pele. A pele dos jovens é macia e elástico porque contém uma alta concentração de ácido hialurônico. À medida que uma pessoa envelhece, sua pele perde sua densidade de ácido hialurônico e começa a secar (Saiwaeo et al., 2023). O alfatocoferol tem propriedades antioxidantes e combate moléculas reativas de oxigênio capturando radicais livres intracelulares (Vedamurthy, 2006). É enfatizado que o alfatocoferol, um ingrediente cosmético, tem efeitos antioxidantes, mascarantes, emolientes e reguladores da pele (http://ec.europa.eu/consumers/cosmetics/cosing/). Estudos demonstraram que o alfatocoferol previne o endurecimento da pele, o aprofundamento das rugas, retarda os sinais de envelhecimento e auxilia na prevenção do desenvolvimento do câncer de pele (Chasteen et al., 2011; Gunin et al., 2011). As reações oxidativas na pele são um fator importante no envelhecimento da pele. O ácido ascórbico, que atua como protetor e regulador, é necessário para a produção e função do colágeno e também inibe a enzima tirosinase. O ácido ascórbico é declarado como tendo propriedades antioxidantes, tamponantes, mascarantes e pele regulando efeitos como um cosmético ingrediente (http://ec.europa.eu/consumers/cosmetics/cosing/).

Os ácidos alfa-hidroxi são solúveis em água, enquanto os ácidos beta-hidroxi são solúveis em gordura e lipofílicos. Os ácidos beta-hidroxi penetram facilmente nos poros que contêm sebo. Os ácidos beta-hidroxi têm propriedades menos irritantes do que os ácidos alfa-hidroxi (Chasteen et al., 2011). Foi afirmado que o ácido salicílico e seus sais, que são cosméticos ingredientes, ter vários usa como conservantes (http://ec.europa.eu/consumers/cosmetics/cosing/). Tem sido enfatizado que o salicilato de sódio tem um efeito antienvelhecimento e reduz a descamação na camada do estrato córneo (Pena Ferreira et al., 2010). Como resultado, os produtos cosméticos que não são armazenados adequadamente irá rapidamente deterioram e perdem sua eficácia. Esses produtos podem prejudicar nossa pele em vez de beneficiá-la. Ao comprar cosméticos, a data de fabricação/validade deve definitivamente ser verificados e produtos vencidos não devem ser adquiridos. Cuidado deve ser tomado como o cheiro, consistência e a cor do produto estragado pode mudar. Existem recomendações de armazenamento nos produtos adquiridos, como "Proteja de o sol, loja em o frio ou no sala temperatura". Isto é benéfico para estritamente siga estas recomendações. Para evitar que bactérias cresçam no produto, o produto deve ser tomado com uma espátula/aplicador, não com os dedos. Os produtos devem ser protegidos de calor, frio e umidade extremos e produtos que foram abertos não devem ser comprados.

CAPÍTULO 7

ESPECIAL CUIDADO COSMÉTICOS

7.1. Noite Cremes

São cosméticos para cuidados com a pele que são usados antes de dormir para cuidar da pele. A pele está constantemente exposta a fatores externos negativos. Poeira, sol e o estresse ao qual estamos expostos ao longo do dia danificam a pele. Os produtos que usamos durante o dia ajudam nossa pele a lutar contra esses fatores. Acredita-se que o processo de renovação celular seja aproximadamente três vezes mais rápido à noite, quando o corpo está em repouso. Porque alguns hormônios secretados no escuro e em repouso aceleram o processo de renovação e nutrição da nossa pele. Se é realmente necessário usar dois cremes separados para o dia e para a noite é um assunto que está constantemente pesquisado e questionado. Embora não haja grande diferença no conteúdo dos cremes diurnos e noturnos, os cremes noturnos são de grande importância no suporte aos cuidados diurnos. Enquanto os cremes diurnos são mais usados para fins hidratantes, os cremes noturnos têm conteúdo nutritivo, renovador e revitalizante. Os cremes noturnos, como outros produtos cosméticos, variam de acordo com o tipo de pele. Geralmente, as marcas de produtos cosméticos têm séries especiais preparadas de acordo com os tipos de pele, e os cremes noturnos dessas séries são aplicados como um tratamento sistemático junto com outros produtos da série. Ao escolher um creme noturno, a idade da pessoa, o tipo de pele e o grau de flacidez e enrugamento da pele também devem ser levados em consideração. Enquanto os cremes noturnos que revitalizam a pele e mantêm o equilíbrio de umidade e óleo são preferidos em uma idade jovem, os cremes noturnos que firmam a pele flácida, previnem rugas e suplementam as substâncias que a pele precisa devem ser preferidos em idades mais avançadas. Hoje em dia, as empresas de cosméticos produziram e introduziram no mercado um grande número de cremes noturnos com efeitos diferentes, tanto em séries preparadas de acordo com os tipos de pele quanto em séries especiais que podem ser usadas por todos os tipos de pele, independentemente do tipo de pele.

O efeitos de noite cremes pode ser listado como segue (Alpes, 1978):

- ✓ Para fornecer umidade equilíbrio para o pele de acordo com para pele tipo
- ✓ Prevenção o formação de rugas sobre o pele ou removendo rugas que ter formado
- ✓ Fornecendo colágeno e elastina apoiar para o pele

✓ Prevenção flacidez pele ou corrigindo flacidez pele

✓ Reduzindo expressão linhas sobre o pele

✓ Suplementando o pele com vários enzimas e vitaminas

7.2. Olho Contorno Cosméticos

São produtos cosméticos especialmente elaborados levando em consideração a sensibilidade e a estrutura de o pele em volta o olhos. O afinar e confidencial estrutura de a pele em volta o olhos faz com que essa área enrugue rapidamente, criando linhas horizontais chamadas pés de galinha. As linhas que se formam se tornam mais visíveis com o avanço da idade. Linhas e rugas não são os únicos sinais de envelhecimento ao redor dos olhos. Também pode ser observado que a pele ao redor dos olhos perde sua elasticidade e flacidez, e mudanças de cor, como bolsas e hematomas, ocorrem sob os olhos. Os cosméticos para o contorno dos olhos hidratam e cuidam da área dos olhos e fornecem suporte de vitaminas e minerais à área. Assim, ajuda a reparar flacidez e rugas. Assim como os cremes noturnos, é recomendado começar a usar cremes para os olhos na idade apropriada. Comece a usar o produto na dosagem recomendada vezes vai atraso pele envelhecimento. Começando para usar o produto depois flacidez e rugas se formaram não pode corrigir completamente essas formações. Ele apenas previne ou atrasa a formação de novas flacidez e rugas (Alpmen, 1978).

O efeitos de olho produtos em volta o olhos pode ser listado como segue:

✓ Eles fornecer umidade apoiar para o olho área.

✓ Isto atrasos ou previne enrugamento de o pele em volta o olhos.

✓ Atrasos ou previne flacidez de o pálpebras.

✓ Isto ajuda para eliminar cor mudanças em volta o olhos.

✓ Acelera a renovação da pele ao redor dos olhos e fornece nutrição aos olhos área.

7.2.1. Olho Contorno Cremes

São produtos que protegem a área dos olhos dos efeitos dos radicais livres e do envelhecimento induzido pela luz. Esses produtos ajudam a suavizar, revitalizar e renovar a área dos olhos, eliminando linhas finas e rugas. Apesar de sua estrutura densa de creme, ele tem conteúdo que pode ser facilmente absorvido pela pele. Cremes para os olhos são produtos que são aplicados após a limpeza da pele pela manhã e à noite (Alpmen, 1978).

7.2.2. Olho Contorno Géis

São produtos com consistência de gel leve e efeito hidratante intenso. Graças a esta consistência de gel, os ingredientes ativos e vitaminas em sua estrutura penetram facilmente sob o pele. Isto suaviza e relaxa o olho área, elimina multar rugas e previne envelhecimento precoce. Recomenda-se o uso de géis oculares em peles com menos deformações ou em pessoas jovens (Alpmen, 1978).

7.2.3. Olho Contorno Ampolas

São produtos em formato de ampola contendo ingredientes ativos concentrados. Tem efeito refrescante e rejuvenescedor nas linhas ao redor dos olhos, reduzindo rugas, clareando hematomas e proporcionando cuidado intensivo para a área dos olhos (Alpmen, 1978).

7.2.4. Olho Contorno Almofadas

São produtos descartáveis em formato de almofada que proporcionam hidratação intensa à área dos olhos. Também pode ser usado para fins de máscara. Após ser aplicado ao redor dos olhos, proporciona uma refrescância e rejuvenescimento visíveis. Clareia linhas finas, olheiras e rugas. Possui propriedades que aceleram a circulação sanguínea, proporcionando assim revitalização e nutrição da pele (Alpmen, 1978).

7.2.5. Olho Contorno Máscaras

As máscaras para o contorno dos olhos são produtos de cuidado que ajudam a revitalizar a área do contorno dos olhos e a ter uma boa aparência. um curto período de tempo. Existem máscaras especialmente preparadas para a área dos olhos. As almofadas para os olhos também são produtos que podem ser usados como máscaras. As máscaras para o contorno dos olhos têm propriedades que revitalizam, relaxam, aliviam os olhos contra sensações de ardência e ardência e firmam a área dos olhos (Alpmen, 1978).

7.3. Cascas

São produtos cosméticos que removem a camada de queratina, que está localizada na camada mais superior da pele e consiste em células mortas, com as substâncias abrasivas em sua estrutura. A superfície superior da pele é coberta com células mortas. Essas células são facilmente removidas da superfície da pele. Em idades mais avançadas, as funções celulares diminuem e torna-se difícil remover as células mortas da pele. As células mortas acumuladas combinam-se com as secreções de óleo da pele e a sujeira ambiental para formar uma camada na superfície da pele. Esta condição interrompe as funções da pele, interrompe a troca de oxigênio na pele, altera a cor da pele e a torna pálida. A formação de cravos aumenta com o entupimento de pele poros. Esse camada, qual não pode ser removido da pele com métodos normais de limpeza, pode ser destruída pelo método de peeling. Com o método de peeling, a camada morta na superfície é removida, fazendo com que a pele pareça mais limpa e brilhante. O efeito físico criado por o método de peeling estimula os nervos sob a pele e acelera a circulação sanguínea. Peelings são examinado em dois grupos: Produtos esfoliantes sem água: Contém abrasivos solúveis em água. Geralmente são recomendados para áreas do corpo, especialmente mãos e pés. Os sais em sua estrutura têm um efeito modelador no corpo. Produtos de peeling contendo água: Lamas são produtos em gel ou creme que contêm abrasivos insolúveis. Os materiais abrasivos que contêm são conchas naturais, sementes, diferentes polímeros e pedra-pomes. Seu poder abrasivo depende do formato, tamanho e dureza dos grãos (Alpmen, 1978).

7.3.1. Creme Cascas

Eles são peelings que contêm muitos substâncias granulares abrasivas em sua estrutura. A quantidade e o tamanho dos grânulos abrasivos em sua estrutura variam dependendo dos tipos de pele e do fabricante. Os peelings em creme removem células mortas e sujeira da pele e proporcionam uma limpeza mais profunda graças aos grânulos em sua estrutura. O efeito de fricção criado pelos abrasivos atua como massagem, estimula os nervos e acelera a circulação sanguínea. Os peelings de creme devem não deve ser aplicado em peles com tendência acneica, sensíveis e couperose, pois os grânulos que contêm pode fazer com que as cabeças da acne se quebrem e as bactérias dentro dela se espalhem. Pode aumentar a sensibilidade em peles sensíveis e alargar rachaduras capilares em peles couperose devido à abrasão (Alpmen, 1978).

7.3.2. Enzima Cascas

São peelings preparados especialmente para peles sensíveis, com princípios ativos compostos por semente de linhaça e trigo. É utilizado em casos onde o uso de peelings granulados não é adequado. Sua função na pele é remover células mortas, sujeira e cravos da superfície cutânea. Os peelings enzimáticos são uma preparação ideal para limpeza da pele (Alpmen, 1978).

7.3.3. Gommage Cascas

Os peelings de Gommage são removidos da pele por fricção ou descascamento. Eles não são preferidos para muito pele sensível, propensa a acne e lesionada. Os peelings de Gommage restauram o brilho natural da pele e previnem a formação de manchas de pigmentação. Também suaviza a camada espessa de queratina e previne que essa camada engrosse com o uso regular (Alpmen, 1978).

REFERÊNCIAS

Alexandre H, Cozinhar º. Contabilidade para natural tensão em o mecânico testando de pele humana. The Journal of investigative dermatology, 1977; 69(3): 310-314.

Al-Ghazzewi FH, Testador RF. Impacto de prebióticos e probióticos sobre pele saúde. Micróbios benéficos, 2014; 5(2): 99-107.

Alpes Bayraktar, Arma. Cosmético Preparar, Istambul, 1978.

Arda ELE, Goksugur N, Tüzün E. Básico histológico estrutura juramento funções Eca facial pele

Clínico dermatologia, 2014; 32(1): 3-13 .

Ar1ca EM, Selcuk LIBRA, Arão T, fogoı PARA, primavera1 S, Bahad1r S. durante a gravidez cosmético E pessoal Não usei nenhum produto de manutenção . Jornal Turco de Dermatologia, 2017; 11:22-27.

Avram MM, Avram AS, James WD. gordura subcutânea em estados normais e doentes 3. adipogênese: da célula-tronco à célula de gordura. Journal of the American Academy of Dermatology, 2007; 56(3): 472-492.

Ayenimo JG, Yusuf AM, Adekunle AS, Makinde OW. Exposição a metais pesados de produtos de cuidados pessoais. Boletim de Contaminação Ambiental e Toxicologia, 2010; 84(1): 8-14.

Baba H, Masuyama A, Takano T. Comunicação curta: Efeitos do leite fermentado com Lactobacillus helveticus na diferenciação de queratinócitos epidérmicos humanos normais cultivados. Journal of Dairy Science, 2006; 89: 2072-2075.

Bakar C. Pai UM. Metais E pessoa sagl1g1: vigésimo do século a data E para o futuro herança ambiente restante sagl1g1 problema. EU. T1bbi Geologia oficina1, Ürgüp/Nevüehir: 2009. pág. 162-185.

Ballesta Claver J, Valencia MC, Capitán-Vallvey LF. Análise de parabenos em cosméticos por cromatografia líquida de baixa pressão com coluna monolítica e detecção quimioluminescente. Talanta, 2009; 79: 499-506.

Bateni E, Tester R, Al-Ghazzewi F, Bateni S, Piggott J. O uso de hidrolisados de glucomanano konjac (GMH) para melhorar a saúde da pele e reduzir a acne vulgar. American

Journal of Dermatology and Venereology, 2013; 2(2): 10-14.

Morcego1 você. Em publicidade retórica Um elemento aspecto mulher corpo representações. Cultura E comunicação, 2010;13(1): 103-133 .

Baumann EU. Pele envelhecimento e isso é tratamento. O Jornal de Patologia, 2007; 211: 241- 251.

Baumann LS, Elsaie ML. Pele oleosa. Em: Saghari S, Weisberg E, Eds. Dermatologia cosmética. 2ª ed. Nova York: McGraw-hill professional publishing; 2009. p.75-76.

Baumann LS. Pele seca. Em: Saghari S, Weisberg E, Eds. Dermatologia cosmética. 2ª ed. Nova York: McGraw-hill professional publishing; 2009. p.83-84.

Bekiaridou A, Karlafti E, Oikonomou IM, Ioannidis A, Papavramidis TS. Probióticos e seu efeito na cicatrização de feridas cirúrgicas: uma revisão sistemática e novos insights sobre o papel da nanotecnologia. Nutrientes, 2021; 13: 4265.

Berger MM. O dano oxidativo pode ser tratado nutricionalmente? Nutrição Clínica, 2005; 24(2): 172-183.

Bernstein EF, Underhill CB, Hahn PJ, Brown DB, Uitto J. Exposição crônica ao sol altera tanto o conteúdo quanto a distribuição de glicosaminoglicanos dérmicos. British Journal of Dermatology, 1996; 135: 255-262.

Bilir N. Call1 ma hayat1 você üreme sagl1g1. STED, 2002; 11(3): 86- 90.

Bissett DL, Miyamoto K, Sun P, Li J, Berge CA. Niacinamida tópica reduz amarelamento, enrugamento, manchas vermelhas e manchas hiperpigmentadas na pele facial envelhecida. International Journal of Cosmetic Science, 2004; 26(5): 231-238.

Blackmore-Prince C. Tratamentos químicos capilares e resultados adversos da gravidez entre mulheres negras na Carolina do Norte central. American Journal of Epidemiology. 1999; 149(8): 712-716.

boro M. com cosméticos formado contato alergia padrões. Turquia clínicas jornal Eca cosmético

dermatologia Especial Tópicos, 2012; 5(1): 87-93 .

Bouilly-Gauthier D, Jeannes C, Maubert Y, Duteil L, Queille-Roussel C, Piccardi N, et al.. Evidência clínica dos benefícios de um suplemento dietético contendo probióticos e carotenoides em danos à pele induzidos por ultravioleta. British Journal of Dermatology,

2010; 163: 536-543.

Bouwstra JA, Honeywell-Nguyen PL, Gooris GS, Ponec M. Estrutura de o pele barreira e seu modulação por vesicular formulações. Progresso em Lípido Pesquisar, Volume 42, Edição 1, janeiro de 2003, páginas 1-36.

Boyle RJ, Lahtinen SJ, Tang MLK. Probióticos e pele. Em Nutrição e pele: lições para antienvelhecimento, beleza e pele saudável, 1ª ed., (Ed: AP): Nova York, Springer Science and Business Media, 2011: 111-127.

Bronaugh R, Congdon ER, Scheuplein RJ. O efeito de veículos cosméticos na penetração de N-nitrosodieth anolamina através da pele humana excisada. The Journal of Investigative Dermatology, 1981;76: 94–96.

Bülez A, Uçtu AK. Kozmetolojide kullan1lan baz1 kimyasallar1n gebelik, yenidogan e genel sagl1k üzerine etkileri. STED, 2018; 27(6): 421-426.

Carlsen E, Giwercman A, Keiding N, Skakkebaek NE. Evidências de diminuição da qualidade do sêmen durante os últimos 50 anos. BMJ, 1992; 305(6854): 609-613.

Castanedo-Tardan MP, Zug KA. Padrões de alergia cosmética. Clínicas Dermatológicas, 2009; 27(3): 265-280.

Castelain F, Castelain M. Parabenos: um perigo real ou uma história assustadora? European Journal of Dermatology, 2012; 22(6): 723-727.

Cauna N, Ross LL. A estrutura fina dos corpúsculos táteis de Meissner dos dedos humanos. The Journal of Biophysical and Biochemical Cytology, 1960; 8(2): 467-482.

Cernasov D. O design e desenvolvimento de formulações antienvelhecimento. Em: Dayan N, ed. Skin Aging Handbook. NY, EUA: William Andrew Inc.; 2008. p. 291–325.

Cevenini E, Invidia L, Lescai F, Salvioli S, Tieri P, Castellani G, et al. Modelos humanos de envelhecimento e longevidade. Opinião de especialista em biologia Terapia, 2008; 8: 1393-1405.

Chasteen AL, Bashir NY, Gallucci C, Visekruna A. Idade e técnica antienvelhecimento influenciam reações à ocultação da idade. Journals of Gerontology Series B: Psychological Sciences and Social Sciences, 2011; 66: 719-724.

Choi CM, Berson DS. Cosmecêuticos. Seminários em Medicina e Cirurgia Cutânea, 2006; 25(3): 163-168.

Chowdhury AR, Gautam AK, Patel KG, Trivedi HS. Inibição esteroidogênica em testículos tecido de ratos expostos ao formaldeído. Indian Journal of Physiology and Pharmacology, 1992; 36(3): 162-168.

Contet-Audonneau JL, Jeanmaire C, Pauly G. Um estudo histológico de estruturas de rugas humanas: comparação entre áreas do rosto expostas ao sol, com ou sem rugas, e áreas protegidas do sol. British Journal of Dermatology, 1999; 140: 1038-1047.

Costello E.C., Lauber CL, Hamádi M, Mais feroz N, Gordon Eu, Cavaleiro R. Bacteriana variação da comunidade em habitats do corpo humano através do espaço e do tempo. Science, 2009; 326: 1694-1697.

Crinnion WJ. Tóxico efeitos de o facilmente evitável ftalatos e parabenos. Revista de Medicina Alternativa, 2010; 15(3): 190-196.

Idades UE, saral S. em cosmetologia toxicidade problema. turco jornal Eca dermatologia, 2014; 4: 248-51 .

Comoglu T. Cosméticos. mármara farmacêutico Jornal, 2012; 16: 1-8 .

Darbre DP, Aljarrah UM, Moleiro WR, Coldham Não, Sauer MG, Poro GS. Concentração de parabenos em tumores de mama humanos. Journal of Applied Toxicology, 2004; 24(1): 5-13.

Darbre PD. estrogênios ambientais, cosméticos e mama Câncer Melhores Práticas e Pesquisa em Endocrinologia Clínica e Metabolismo, 2006; 20(1): 121-143.

também Berker D. unha anatomia Clínico dermatologia, 2013; 31(5): 509-515 .

Demir N, Göktürk T, Akçay O. Determinação de metais pesados (Pb, Cd) em produtos cosméticos básicos. Revista Científica da Faculdade de Ciências e Letras da Universidade Süleyman Demirel, 2014; 9(2): 194-200.

Demir YP. Atividades de vida diária de idosos residentes em domicílios próprios e em lares de idosos, depressão níveis E social isolamento situações1n1n comparado. Revista de Serviços de Saúde de Ancara, 2017; 16(1): 19-28.

Demirezer LÖ. Fitocosmecêuticos. Turquia clínicas T1p ciências revista, 2008; 28 (Suplemento): S178- S181.

Derrick MC, Jun M, Amanda LP, Kathleen MA, Maxim DS, Kjersti MA. Maturação da estrutura e função da comunidade do microbioma infantil em vários locais do corpo e em relação ao modo de parto. Medicina da Natureza, 2017; 23(3): 314-326.

Di Marzio L, Cinque B, Cupelli F, De Simone C, Cifone MG e Giuliani M. Aumento dos níveis de ceramida na pele em indivíduos idosos após uma aplicação tópica de curto prazo de esfingomielinase bacteriana de Streptococcus thermophilus. Revista internacional de imunopatologia e farmacologia, 2008; 21: 137-143.

Dimitriu PA, Iker B, Malik K, Leung H, Mohn WW, Hillebrand GG. Novos insights sobre os fatores intrínsecos e extrínsecos que moldam o microbioma da pele humana. MBio, 2019; 10(4): e00839-19.

Draelos ZD. Implementação da dermatologia cosmética na terapêutica. Cosmética Dermatologia: produtos e procedimentos. 2ª ed. EUA: WILEY Blackwell; 2015. p.62-4.

Draleos ZD. Cosméticos, categorias, e o futuro. Dermatológico Terapia, 2012; 25: 223–228. não para PARA, Ozmert MAIORIA. Ftalatos e criança saudável. Criança Sagl1g1 e doenças revista, 2010; 53(4): 305-317 .

Eken ZE, Tai kln T, Alper S. Cosméticos capilares e técnicas de camuflagem. Turkderm, 2014; 48: (Edição Especial 1 1): 64-69.

Elias PM, Cooper ER, Korc A, Brown BE. Transporte percutâneo em relação à estrutura do estrato córneo e composição lipídica. O Jornal de Dermatologia Investigativa, 1981; 76(4): 297-301.

Elsner P, Maibach HI. Cosmecêuticos e cosméticos ativos: Medicamentos versus cosméticos (2ª ed.). Marcel Dekker: Nova York, 2005.

Epstein E. Cosméticos preservação. Clínicas em Dermotologia, 2006; 24: 551- 552. Organização das Nações Unidas para Alimentação e Agricultura,Organização Mundial da Saúde. Probióticos em alimentos: propriedades nutricionais e de saúde e diretrizes para avaliação. 1º. Itália. Organização Mundial da Saúde: Organização das Nações Unidas para Agricultura e Alimentação. 2006.

Fooks LJ, Gibson GR. Probióticos como moduladores da flora intestinal. The British Journal of Nutrition, 2002; 88(1): S39-S49.

Frederiksen H, Skakkebaek NE, Andersson AM. Metabolismo de ftalatos em humanos. Molecular Nutrition and Food Research, 2007; 51(7): 899-911.

Fredricks DN. Ecologia microbiana da pele humana na saúde e na doença. The journal of Investigative Dermatology. Anais do simpósio, 2001; 6(3): 167-169.

Fusco D, Colloca G, Lo Monaco MR, Cesari M. Efeitos da suplementação antioxidante no processo de envelhecimento. Intervenções clínicas no envelhecimento, 2007; 2(3): 377-387.

Gao Z, Perez-Perez GI, Chen Y, Blaser MJ. Quantificação das principais populações bacterianas e fúngicas cutâneas humanas. Journal of Clinical Microbiology, 2010; 48: 3575-3581.

Gartner LP, Hiatt JL. Capítulo 14: Tegumento. Capítulo 15: Respiratório sistema. Color Textbook of histology. 3ª ed. Filadélfia: Saunders Elsevier; 2007. p.327-44.

Gebhart W, Metze D, Jurecka W. Identificação de secreção im munoglobulina a em suor humano e glândulas sudoríparas. The Journal of Investigative Dermatology, 1989; 92(4): 648.

Glaser A. O triclosan onipresente. Um agente antibacteriano comum exposto. Química, Ciência Ambiental, Medicina, 2004; 24(3): 12-17.

Goldman JM, Laws SC, Balchak SK, Cooper RL, Kavlock RJ. Disrupção endócrina produtos químicos: exposições pré-púberes e efeitos na maturação sexual e atividade da tireoide na rata fêmea. Um foco nas recomendações do EDSTAC. Critical Reviews in Toxicology, 2000; 30(2): 135- 196.

Gökdemir G, Arl S, Köı lü A. Türk toplumunda deri baklml ile ilgili bilgi seviyesinin degerlendirilmesi. Turkderm, 2008; 42(2): 60-63.

Grice EA, Kong HH, Conlan S, Deming CB, Davis J, Young AC; Programa de Sequenciamento Comparativo NISC; Bouffard GG, Blakesley RW, Murray PR, Green ED, Turner ML, Segre JA. Diversidade topográfica e temporal do microbioma da pele humana. Science, 2009; 324(5931): 1190-1192.

Grice EA, Kong HH, Renaud G, Young AC; Programa de Sequenciamento Comparativo NISC; Bouffard GG, Blakesley RW, Wolfsberg TG, Turner ML, Segre JA. Um perfil de diversidade da microbiota da pele humana. Genome Research, 2008; 18(7): 1043-1050.

Grossman R. O papel do dimetilaminoetanol na dermatologia cosmética. American Journal of Clinical Dermatology, 2005; 6(1): 39-47.

Gunin AG, Kornilova NK, Vasilieva OV, Petrov VV. Alterações relacionadas à idade na proliferação do número de mastócitos, eosinófilos e células cd45-positivas na derme humana. Revistas de Gerontologia Série A: Ciências Biológicas e Ciências Médicas, 2011; 4: 385–392.

Haftek M, Mac-Mary S, Le Bitoux MA, Creidi P, Seité S, Rougier A, Humbert P. Avaliação clínica, biométrica e estrutural dos efeitos de longo prazo de um tratamento tópico com ácido ascórbico e madecassoside na pele humana fotoenvelhecida. Dermatologia Experimental, 2008; 17(11): 946-952.

Halata Z, Grim M, Bauman KI. "Friedrich Sigmund Merkel e sua "célula de Merkel", morfologia, desenvolvimento e fisiologia: revisão e novos resultados" The Anatomical Record Part A: Discoveries in Molecular, Cellular, and Evolutionary Biology. 2003, 271, 225-239.

Halperin W.E., Goodman M., Stayner L., Elliot LJ, RA de Keenlyside, Landrigan PJ. Câncer nasal em um trabalhador exposto ao formaldeído. JAMA. 1983; 249(4): 510-516.

Hameed M, Dijoo ZK, Bhat RA, Qayoom I. Preocupações e ameaças da contaminação por metais pesados no ecossistema aquático. Biorremediação e biotecnologia, 2020, Capítulo 1, 1-19.

Hausman DB, DiGirolamo M, Bartness TJ, hausman GJ, Martin RJ. A biologia da proliferação de adipócitos brancos. Obesity Reviews, 2001; 2(4): 239-254.

Hong YH, Chang UJ, Kim YS, Jung EY, Suh HJ. Dietético galactooligossacarídeos melhoram a saúde da pele: um randomizado dobro cego clínico julgamento. Revista Ásia Pacífico de Clínico Nutrição, 2017; 26: 613-618. http://ec.europa.eu/consumers/cosmetics/cosing/

Huang PC, Kuo PL, Guo YL, Liao PC, Lee CC. Associações entre monoésteres de ftalato urinário e hormônios tireoidianos em mulheres grávidas. Reprodução Humana, 2007; 22(10): 2715-2722.

Grupo de Trabalho do IARC sobre Avaliação de Riscos Carcinogênicos para Humanos. Formaldeído, 2-butoxietanol e 1-terc-butoxipropan-2-ol. IARC Monogr Eval Carcinog Risks Hum., 2006; 88: 1-478.

Inamadar AC, Palit A. Pele sensível: uma visão geral. Indian Journal of Dermatology, Venereology and Leprology, 2013; 79(1): 9-16.

Jacobi U, Engel K, Patzelt A, Worm M, Sterry W, Lademann J. Penetração de proteínas de pólen na pele. Farmacologia e Fisiologia da Pele, 2007; 20(6): 297-304.

Jakubovic HR, Ackerman AB. Estrutura e função da pele: Desenvolvimento, morfologia e fisiologia. Em: Dermatologia. Editores: Moscella SL, Hurley HJ, WB Saunders Company, Filadélfia. 1992, pp: 3-87.

Jepps OG, Dança E, Anissimov YG, Roberto EM. Modelando o humano pele barreira--para uma melhor compreensão da absorção dérmica. Advanced Drug Delivery Reviews, 2013; 65(2): 152-168.

Johnson M, Comaish JS, Shuster S. A unha é produzida pelo leito ungueal normal: uma controvérsia resolvida. The British Journal of Dermatology, 1991; 125(1): 27-29.

Jovem Olá, Kwon Eu, Hong YH, Olá HJ. Avaliação de anti-rugas efeitos de DuOligo, composto de lactulose e galactooligossacarídeos. Nutrição Preventiva e Ciência Alimentar, 2017; 22: 381-384.

kandi B, Pedra H, Özünal ZG. Cosmético absorção sistemas. Turquia clínicas jornal de cosméticos dermatologia Especial Tópicos, 2012; 5(1): 1-6 .

Kanitakis J. Anatomia, histologia e imunohistoquímica da pele humana normal. europeu Journal of Dermatology, 2002;12(4):390-399, questionário 400-1.

Montenegro SETA. solvente com razão saúde gerenciamento de riscos. turco Médicos união Profissional Revista de Saúde e Segurança, 2005; 21-27.

Karaduman A. Cosméticos e Mulheres. Eds.: Akln A. In: Gênero, saúde e mulheres. Ancara: Publicações da Universidade Hacettepel; 2003. pág. 175-189.

Karlncaoglu E. Cosmecêuticos: mitos E erradolı conhecidos. Turquia clínicas jornal de cosméticos dermatologia Especial Tópicos, 2012; 5(1): 94-98 .

Kaya B, Özcan ME. Baglmllllgl volátil e abuso: epidemiologia, grupos de risco e necessidade de programas de prevenção. Psiquiatria Clínica, 1999; 2(3): 189-196.

Creme Sim, Tlrnakslz F. Cosmético para produtos sacoll indesejado efeitos. Dermatose, 2007; 6(1): 39-48 .

Kerscher M, Buntrock H. Cremes antienvelhecimento. O que realmente ajuda? Hautarzt, 2011; 62(8): 607- 613.

Kerscher M. Estética e cosmético dermatologia. europeu Jornal de Dermatologia, 2009; 19(5): 530-537.

Khavkin J, Ellis DA. Envelhecimento da pele: histologia, fisiologia e patologia. Clínicas de Cirurgia Plástica Facial da América do Norte, 2011; 19(2): 229-234.

Klroglu Ó, Gullu E. O Papel de Prebióticos e Probióticos em Pele Envelhecimento. Arquivos Médico

Análise Jornal, 2023; 32(3): 130- 136.
K1 ı lal1oglu S. cosmetologia ciência. De: Cosmético ciência. Editores: Postado por Sim, Nobel T1p Livraria,

Istambul.2004, pp.3-9 .

Kim H, Kim M, Quan Y, Lua T, Mun J, Cho H, Park N, Lua W, Lee K, Kim H, Lee J, Ryoo H, Jung H. Novo efeito antirrugas de produto cosmecêutico com nova microesfera de retinoato de retinila usando polímero biodegradável. Skin Research and Technology, 2012; 18(1): 70 76.

Kim NOVA IORQUE, Pandya AG. pigmentar doenças. As Médico clínicas de Norte América, 1998; 82(5): 1185-1207.

Kindred C, Halder RM. Pigmentação e pele de cor. Em: Draelos ZD, Ed. Dermatologia cosmética: produtos e procedimentos. EUA: Wiley-Black Well; 2015. p.27-28.

Kireche M, Gimenez-Arnau E, Lepoittevin JP. Conservantes em cosméticos: reatividade de liberadores de formaldeído alergênicos em relação a aminoácidos por meio de produtos de degradação diferentes do formaldeído. Contact Dermatitis, 2010; 63: 192-202.

Kocaöz S, Eroglu E. Cosmético ürünler você kad1n sag1lg1. TAF Preventivo Medicamento Boletim, 2014; 13(5): 413- 20.
Kodali VP, Sen R. Atividades antioxidantes e de eliminação de radicais livres de um exopolissacarídeo de uma bactéria probiótica. Biotechnology Journal, 2008; 3: 245-251.

Kong HH, Segre JA. Microbioma da pele: olhando para trás para seguir em frente. The Journal of Investigative Dermatology, 2012; 132: 933-939.

Koniecki D, Wang R, Moody RP, Zhu J. Ftalato em produtos cosméticos e de cuidados pessoais: concentrações e exposição dérmica. Environmental Research, 2011;111(3): 329-336.

Koo HJ, Lee BM. Exposição estimada a ftalatos em cosméticos e avaliação de risco. Revista de Toxicologia e Saúde Ambiental, 2004; 67(23-24): 1901-1914.

Kosar S, Ekinci M, Oztürk AA. O papel do farmacêutico na consultoria Produtos dermocosméticos de acordo com os tipos de pele e necessidades e nanocosméticos: revisão tradicional. Journal of Literature Pharmacy Sciences, 2022; 11(2): 119-135.

Krutmann J. Pré- e probióticos para pele humana. Journal of Dermatological Science, 2009;

54: 1-5.

Lademann J, Meinke MC, Sterry W, Darvin ME. Carotenoides na pele humana. Dermatologia Experimental, 2011; 20(5): 377–382.

Lee DE, Huh CS, Ra J, Choi ID, Jeong JW, Kim SH, et al.. Evidência clínica dos efeitos do Lactobacillus plantarum HY7714 no envelhecimento da pele: um estudo randomizado, duplo-cego, controlado por placebo. Journal of Microbiology and Biotechnology, 2015; 25: 2160-2168.

Levkovich T, Poutahidis T, Smillie C, Varian BJ, Ibrahim YM, Lakritz JR, Alm EJ, Erdman SE. Bactérias probióticas induzem um 'brilho de saúde'. PLoS One. 2013; 8(1): e53867.

Liu T, Wu D. Determinação cromatográfica líquida de alta eficiência de triclosan e triclocarban em produtos cosméticos. International Journal of Cosmetics Science, 2012; 34: 489- 494.

Löffler H, Freyschmidt-Paul P, Effendy I, Maibach H. Armadilhas do teste de contato irritante usando diferentes tamanhos de câmara de teste. American Journal of Contact Dermatitis, 2001; 12(1): 28–32.

Luna PC. Microbioma da pele com o passar dos anos. American Journal of Clinical Dermatology, 2020; 21: 12-17.

Lubbe E. Baseado em evidências corneoterapia. Dermatologia 2000; 200: 285- 289.

Maguire M, Maguire G. O papel da microbiota, probióticos e prebióticos na saúde da pele. Arquivos de Pesquisa Dermatológica, 2017; 309(6): 411– 21.

Marinho UM. Beleza de o dentro. Faz isto realmente trabalhar?. Alto, 2011; 62(8): 614- 617.

Merinville E. Contribuição original: Três estudos clínicos mostrando os benefícios antienvelhecimento do salicilato de sódio na pele humana. Journal of Cosmetic Dermatology, 2010; 9(3): 174–184.

Michalun N, Michalun MV. Anatomia e fisiologia da pele. Em: Michalun MV, Dinardo J, eds. Milady Skin Care and Cosmetic Ingredients Dictionary. 4ª ed. EUA: CENGAGE Learning; 2014. p.9-29.

Millikan LE. Cosmetologia, cosméticos, cosmecêuticos: definições e regulamentações. Clinics Dermatology, 2001;19: 371-374.

Miyazaki K, Masuoka N, Kano M, Lizuka R. Leite fermentado com Bifidobacterium e galactooligossacarídeos levam à melhora da saúde da pele ao diminuir a produção de fenóis pela microbiota intestinal. Beneficial Microbes, 2014; 5: 121-128.

Maomé É, Mais difícil R. Cirúrgico anatomia de o pele. Cirurgia (Oxford). 2022; 40(1), 1- 7.

Mori N, Kano M, Masuoka N, Konna T, Suzukl Y, Mlyazakl K, et al.. Efeito do leite fermentado probiótico e prebiótico nas condições da pele e do intestino em jovens estudantes saudáveis. Bioscience of Microbiota, Food and Health, 2016; 35: 105-112.

Murray JC, Burch JA, Streilein RD, Iannacchione MA, Hall RP, Pinnell SR. Uma solução antioxidante tópica contendo vitaminas C e E estabilizada por ácido ferúlico fornece proteção para a pele humana contra danos causados pela irradiação ultravioleta. Journal of The American Academy of Dermatology, 2008; 59(3): 418-425.

Nielsen JB, Nielsen F, Sørensen JA. A defesa contra exposições dérmicas é apenas superficial: penetração significativamente aumentada através da pele levemente danificada. Arquivos de Pesquisa Dermatológica, 2007; 299(9): 423-431.

Nordeng H, Havnen GC. Uso de medicamentos fitoterápicos na gravidez: uma pesquisa entre 400 mulheres norueguesas. Farmacoepidemiologia e Segurança de Medicamentos, 2004;13(6): 371-380.

Oh J, Conlan S, Polley EC, Segre JA, Kong H. Mudanças na microbiota da pele e das narinas humanas de crianças e adultos saudáveis. Genome Medicine, 2012; 4: 77.

Örün E, Yalçın SS. Chumbo, mercúrio, cádmio: efeitos na saúde infantil e determinação da exposição cabelo de amostras usolml. Ancara universidade Ambiente ciências revista, 2011; 3(2): 73-81.

Ozden S, Sayglll M, Sütütemiz N. O papel da conscientização sobre a saúde no consumo de produtos cosméticos. Série de Congressos IBANESS; 9 a 10 de março de 2019; Tekirdag, Turquia. XI. Revista Especial do Congresso, 2019; 791-892.

Ozer ELE. da ciência prática Cosmecêuticos. Turquia clínicas Tlp ciências revista, 2008; 28 (Suplemento): 175-177 .

Papatya N, Karaca Y. A imagem da mulher na publicidade: uma avaliação das propagandas televisivas nacionais . Revista da Faculdade de Economia e Ciências Administrativas da Universidade Süleyman Demirel, 2011; 16(3): 479-500.

Papel ID, Frodel J, Holt GR. Anatomia e fisiologia da pele. Em: papel ID, ed. Cirurgia

Plástica Reconstrutiva Facial. 2ª ed. Nova York: Thieme Medical publishers; 2002. p.3-14.

Park AM, Khan S, Rawnsley J. Biologia capilar: crescimento e pigmentação. Clínicas de Cirurgia Plástica Facial da América do Norte, 2018; 26(4): 415-424.

Pehlivan M, Pehlivan E, Özler MA. Insan sagl1g1 üzerine civa e civa bile ı iklerinin etkisi. Cevre Dergisi, 1993; 8:33-35.

Pena Ferreira MR, Costa PC, Bahia FM. Eficácia de produtos antirrugas na aparência da superfície da pele: um comparativo estudar usando não invasivo métodos. Pele Pesquisar e Tecnologia, 2010; 16: 444–449.

Piérard GE. Orientação da EEMCO para a avaliação in vivo das propriedades funcionais de tração da pele. Farmacologia da Pele e Fisiologia Aplicada da Pele, 1999; 12(6): 352-362.

Vangloriar-se S, Kueper T, Biernoth T, Woehrmann Sim, Munster UM, Fürstenau M, Schmidt M, Schulze C, Wittern KP, Wenck H, Muhr GM, Blatt T. A pele envelhecida é funcionalmente anaeróbica: importância da coenzima Q10 para o cuidado antienvelhecimento da pele. Biofatores, 2008; 32(1-4): 245-255.

Ramsey MM, Freire MO, Gabrilska RA, Rumbaugh KP, Lemon KP. Staphylococcus aureus muda para comensalismo em resposta a espécies de Corynebacterium. Fronteiras em Microbiologia, 2016;7:1230.

Ritchie ML, Romanuk TN. Uma meta-análise da eficácia probiótica para doenças gastrointestinais. PLoS One. 2012; 7(4): e34938.

Roberfroid MB. Prebióticos: o conceito revisitado. O Jornal de Nutrição, 2007; 137: 830- 837.

Roh M, Han M, Kim D, Chung K. Produção de sebo como um fator que contribui para o tamanho dos poros faciais. The British Journal of Dermatology, 2006; 155(5): 890-894.

Russo E. Saúde efeitos de pessoal cuidado produtos. um análise de o evidência. Enfermagem para mulheres Saúde, 2009; 13(5): 392- 401.

Sade G, Özkan H. Efeitos de alguns produtos químicos em produtos cosméticos na saúde de gestantes, fetos e recém-nascidos. The Journal of Gynecology - Obstetrics and Neonatology, 2020, 17(3), 473- 477.

Sadler TW. Capítulo 21: Sistema tegumentar. Embriologia Médica de Langman. 12ª ed. Filadélfia: Lippincott Williams & Wilkins; 2012. p.339-44.

Saiwaeo S, Arwatchananukul S, Mungmai L, Preedalikit W, Aunsr N. Classificação do tipo de pele humana usando processamento de imagem e abordagens de aprendizado profundo. Heliyon, 2023, 9(11), e21176.

Sakuma TH, Maibach HI. Pele oleosa: uma visão geral. Farmacologia e fisiologia da pele, 2012; 25(5): 227-235.

Scheman A. Reações adversas a ingredientes cosméticos. Clínicas Dermatológicas, 2000; 18(4): 685-698.

Schneider G, Gohla S, Schreiber J, Kaden W, Schönrock U, Schmidt-Lewerkühne H, Kuschel A, Petsitis X, Pape W, Ippen H, Diembeck W. Cosméticos para a pele. In: Enciclopédia de Química Industrial de Ullmann. Weinheim: Wiley-VCH, 2005; pág. 24-219.

Shibagaki N, Suda W, Clavaud C, Bastien P, Takayasu L, Lioka E et al.. Alterações relacionadas ao envelhecimento na diversidade de microbiomas da pele feminina associadas a bactérias orais. Scientific Reports, 2017; 7: 10567.

Shu M, Wang Y, Yu J, Kuo S, Coda A, Jiang Y, Gallo RL, Huang CM. Fermentação de Propionibacterium acnes, uma bactéria comensal no microbioma da pele humana, como probióticos da pele contra resistente à meticilina Estafilococo áureo. PLoS Um. 2013; 8(2): e55380.

Sidle DM, Decker JR. Uso de maquiagem, penteados, óculos e próteses como adjuvantes para camuflagem de cicatrizes. Clínicas de cirurgia plástica facial da América do Norte, 2011;19: 481-489.

Silbergeld EK, Patrick TE. Exposições ambientais, mecanismos toxicológicos e resultados adversos da gravidez. American Journal of Obstetrics and Gynecology, 2005; 192(5): 11-21.

Soheilfar H, Shirkavand UM, Ghorbanifar E. Não-codificação RNAs em mecanismos relacionados ao fotoenvelhecimento : um novo paradigma em pele saúde. Biogerontologia, 2022; 23: 289–306.

Su P, Henriksson A, Mitchell H. Prebióticos aumentam a sobrevivência e prolongar o período de retenção de inóculos probióticos específicos em um modelo murino in vivo. Journal of Applied Microbiology, 2007; 103(6): 2392-2400.

Sun Y, Irie M, Kishikawa, N, Wada M, Kuroda N, Nakashima K. Determinação de bisfenol A no leite materno humano por HPLC com troca de coluna e detecção de fluorescência. Cromatografia Biomédica: BMC, 2004; 18(8): 501-517.

Tabata N, O'Goshi K, Zhen YX, Kligman AM, Tagami H. Avaliação biofísica dos efeitos persistentes dos hidratantes após sua aplicação diária aplicações: avaliação da corneoterapia. Dermatologia, 2000; 200: 308-313.

Takahashi M, Kawasaki K, Tanaka M, Ohta s, Tsuda Y. O mecanismo de plastificação do estrato córneo com água. Em: Marks R, payne pa, eds. Bioengenharia e a pele. 1ª ed. Dordrecht: springer; 1981. p.67-73.

Deus deu HA. durante a gravidez toxicidade E teratogenicidade básico. Turquia clínicas Ginecologia Obstetrícia - Especial tópicos, 2013; 6(3): 1-6 .

Tar1mc1 N. Novas alternativas em formulações de produtos cosméticos: Ingredientes cosmecêuticos. Revista Interna de Ciências T1p da Türkiye Clinics, 2006; 2(17): 1-5.

Taskinen H, Kyyronen P, Hemminki K, Hoikkala M, Lajunen K, Lindbohm ML. Trabalho laboratorial e resultado da gravidez. Revista de Medicina Ocupacional, 1994; 36(3): 311-319.

TC Nacional Educação Ministério. Beleza E Cabelo manutenção serviços, Base Cosmético. acesso Data: 08.10.2019. Disponível de: http://megep.meb.gov.tr/mte_program_modul/moduller_pdf/Temel%20Kozmetik.pdf

Tekbaı ÖF. Kimyasallar e üreme sagl1g1. TSK Koruyucu Hekimlik Bülteni, 2006; 5(1): 50-59 .

Terada A, Yoshida M, Seko Y, Kobayashi T, Yoshida K, Nakada M, Nakada K, Echizen H, Ogata H, Rikihisa T. Geração de espécies ativas de oxigênio e dano celular por aditivos de preparações parenterais: compostos de selênio e sulfidrila. Nutrição, 1999; 15(9): 651-655.

Testador RF, Al-Ghazzewi FH. O papel de pré- e probióticos em pele cuidado. Dentro Cosmecêuticos, 2012; 1: 5-9.

A Campanha por Cosméticos Seguros. 1,4 Dioxano. http://safecosmetics.org/article.php?id=288 [Data de acesso: 10.05.2013].

A Campanha por Cosméticos Seguros. Formaldeído e conservantes liberadores de formaldeído. http://safecosmetics.org/article.php?id=599. [Data de acesso: 11.05.2013].

A Campanha por Cosméticos Seguros. Hidroquinona. http://safecosmetics.org/article.php?id=288 [Data de acesso: 11.05.2013].

A Campanha por Cosméticos Seguros. Parabenos. http://safecosmetics.org/article.php?id=291 [Data de acesso: 10.05.2013].

O Cosmético, Artigos de higiene pessoal e Fragrância Associação www. ctfas.org. [Eriı im Tarihi: Nisã [2011].

Thormar H, Hilmarsson H. O papel dos lipídios microbicidas na defesa do hospedeiro contra patógenos e deles potencial como terapêutico agentes. Química e Física de Lipídios, 2007; 150(1): 1- 11.

Thrasher JD, Kilburn KH. Toxicidade embrionária e teratogenicidade do formaldeído. Arquivos de Saúde Ambiental, 2001; 56(4): 300-311.

T1rnaks1z F. Cosmético em produtos cosmecêutico aspecto antioxidantes1n, peptídeo E de proteínas

uso e sua importância. Revista Interna de Ciências T1p da Türkiye Clinics, 2006; 2(17): 6-18.

Tomasik PJ, Tomasik P. Probióticos e prebióticos. Química dos Cereais, 2003; 80(2): 113-117.

Toppari J, Larsen JC, Christiansen P, Giwercman A, Grandjean P, Guillette LJ Jr, Jégou B, Jensen TK, Jouannet P, Keiding N, Leffers H, McLachlan JA, Meyer O, Müller J, Rajpert-De Meyts E, Scheike T, Sharpe R, Sumpter J, Skakkebaek NE. Saúde reprodutiva masculina e xenoestrogênios ambientais. Perspectivas de Saúde Ambiental, 1996;104(Suppl 4):741- 803.

Trautinger F. Mecanismos de fotodano da pele e suas consequências funcionais para o envelhecimento da pele. Dermatologia Clínica e Experimental, 2001; 26: 573-577.

Trelles MA. Fototerapia no antienvelhecimento e seus fundamentos fotobiológicos: uma nova abordagem para o rejuvenescimento da pele. . Journal of Cosmetic Dermatology, 2006; 5(1): 87-91.

turco Farmacêuticos Farmácia União Academia. Cosmético de produtos Definição. acesso Data:

08.10.2019. Disponível de: http://e-kutuphane.teb.org.tr/pdf/teba-kademi/ilac_disi/1.pdf

Ünsaldl E, Çiftçi K. Formaldeído, áreas de uso, grupo de risco, efeitos nocivos e medidas de proteção. Revista da Faculdade de Medicina Veterinária da Universidade Yüzüncü Y1l, 2010; 21(7): 71-75.

Vaishali K, Ashwini C, Kshitija D, Digambar N. Cosmecêuticos um conceito emergente: uma revisão abrangente. International Journal of Research in pharmacy and Chemistry, 2013; 3(2): 308-316.

Vashi NA, Wirya SA, Inyang M, Kundu RV. Hiperpigmentação facial em pele negra: considerações especiais e tratamento. American Journal of Clinical Dermatology, 2017; 18(2): 215- 230.

Vedamurthy M. Terapias antienvelhecimento. Revista indiana de dermatologia, venereologia e leprologia. 2006; 72(3): 183-186.

Viaene MK, Masschelein R, Leenders J, De Groof M, Swerts LJ, Roels HA. Efeitos neurocomportamentais da exposição ocupacional ao cádmio: um estudo epidemiológico transversal. Medicina Ocupacional e Ambiental, 2000; 57(1): 19-27.

De Goetz N, Wormuth M, Scheringer M, Hungerbühler E. Bisfenol um: como o maioria exposição relevante fontes contribuir para total consumidor exposição. Risco Análise, 2010; 30(3): 473- 487.

Weston S, Halbert A, Richmond P, Prescott SL. Efeitos de probióticos na dermatite atópica: Um ensaio clínico randomizado controlado. Arquivos de Doenças na Infância, 2005; 90: 892-897.

Weuve J, Sánchez BN, Calafat AM, Schettler T, Green RA, Hu H, Hauser R. Exposição a ftalatos em bebês de unidade de terapia intensiva neonatal: concentrações urinárias de monoésteres e metabólitos oxidativos. Environ Health Perspect. 2006; 114(9): 1424-1431.

Organização Mundial da Saúde, Agência Internacional de Energia Atômica e Organização para a Alimentação e Agricultura de o Unido Nações. (1996). Rastro elementos em humano nutrição e saúde. Organização Mundial da Saúde. https://iris.who.int/handle/10665/37931

Xiao S, Zeng R, Wang B, Zhang S, Cheng J, Zhang J. Uma nova direção para a bioprodução verde, ecologicamente correta e sustentável de ácido aminobenzóico e seus derivados. Sustentabilidade, 2024, 16, 3052.

Yadav H, Jain S, Sinha PR. Produção de ácidos graxos livres e ácido linoléico conjugado em gênio probiótico contendo Lactobacillus acidophilus e Lactobacillus casei durante fermentação e armazenamento. Jornal Internacional de Laticínios, 2007; 17(8): 1006-10.

Yalvaç S, Kandemir NÖ. Cosmetologia durante a gravidez: os efeitos dos cuidados com a pele do rosto, da maquiagem e das tinturas de cabelo na gravidez. Türkiye Clinics Ginecologia Obstetrícia - Tópicos Especiais, 2013; 6(3): 46-50.

Yaman Ü, Erkekoglu P, Gümüı el BK. Produtos químicos desreguladores endócrinos e seus efeitos na tireoide: bifenilos policlorados, ftalato e bisfenol a. Jornal da Faculdade de Farmácia da Universidade Hacettepe, 2015; 35(1): 1-19.

Yang Q, Wen SW, Smith GN, Chen Y, Krewski D, Chen XK, Walker MC. Tabagismo materno e o risco de hipertensão e eclâmpsia induzidas pela gravidez. revista internacional de Epidemiologia, 2005; 35(2): 288-293.

Escrito por Y. A próxima geração de produtos dermocosméticos contra o envelhecimento da pele. Revista Türkiye Clinics de Ciências T1p, 2008; 28: 182-185.

Postado por E. Cosmético ciência. 2° edição Ancara: Nobel Livrarias; 2010.

Ye X, Kuklenyik Z, Needham LL, Calafat AM. Medição de fenóis ambientais e produtos químicos orgânicos clorados no leite materno usando cromatografia líquida de alta eficiência com comutação de colunas on-line automatizada, diluição de isótopos, espectrometria de massa em tandem. Journal of chromatography. B, Tecnologias analíticas nas ciências biomédicas e da vida, 2006; 831(1- 2): 110-115.

Yenilmez E, Yazan Y. Liberação de vitamina E de diferentes sistemas de administração coloidal tópica e sua avaliação 1n vitro-1n vivo. Turkish Journal of Pharmaceutical Sciences, 2010; 7(2): 167-188.Y1ld1z H, Abuaf SETA. Gravidez E amamentação durante o período cosmecêutico uso1m1. Turkderm, 2013; 47(4): 194-199.

Ying S, Zeng DN, Chi L, Tan Y, Galzote C, Cardona C, Lax S, Gilbert J, Quan ZX. A influência de idade e gênero sobre associado à pele microbiano comunidades em urbano e rural populações humanas. PLoS One. 2015; 10(10): e0141842.

Younge NE, Araujo-Perez F, Brandon D, Seed PC. Microbiota da pele no início da vida em bebês prematuros e a termo hospitalizados. Microbioma, 2018; 6(1: 98.

Zaidi Z, Lanigan SW. Pele: estrutura e função. Em: Lanigan sW, zaidi z, eds. Dermatologia em Prática clínica. Londres: springer science & Business Media; 2010, p.1-14.

Zhai H, Behnam S, Villarama CD, Arens-Corell M, Choi MJ, Maibach HI. Avaliação da capacidade antioxidante e efeitos preventivos de uma emulsão tópica e seu controle de veículo na resposta da pele à exposição UV. Farmacologia e Fisiologia da Pele, 2005; 18(6): 288-293.

Zhu T, Liu X, Conde FQ, Duan YY, Sim AL, Kim M, Galzote C, Gilbert Sim, Quan ZX. Idade e mães: influências potentes da microbiota da pele das crianças. The Journal of Investigation Dermatology, 2019; 139(12): 2497–505.

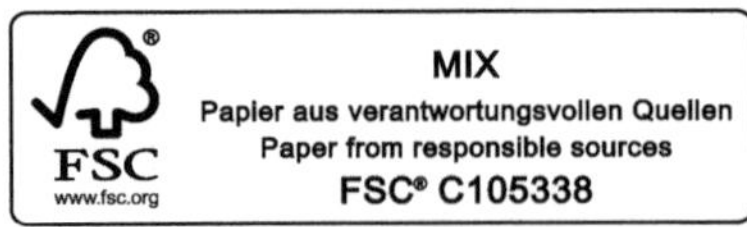

Printed by Books on Demand GmbH, Norderstedt / Germany